AF546267

Chuck Spezzano: Heilung beginnt im Herzen

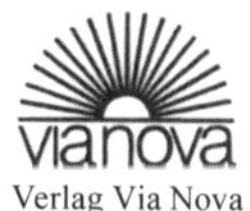

Verlag Via Nova

Chuck Spezzano

Heilung beginnt im Herzen

Die inneren Kräfte wecken,
um Körper und Seele zu heilen

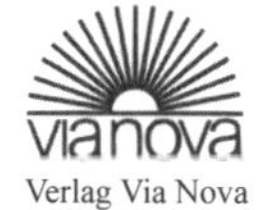

Verlag Via Nova

Übersetzung aus dem Englischen: **Ulrike Kraemer**
Englischer Originaltitel:
Healing Pain Through Mind and Spirit
Copyright © 2009 by Chuck Spezzano

3. Auflage 2012
Verlag Via Nova, Alte Landstr. 12, 36100 Petersberg
Telefon: (06 61) 6 29 73
Fax: (06 61) 96 79 560
E-Mail: info@verlag-vianova.de
Internet: www.verlag-vianova.de / www.transpersonale.de
Umschlaggestaltung: Guter Punkt, München
Satz: Sebastian Carl
Druck und Verarbeitung: Appel & Klinger, 96277 Schneckenlohe

© Alle Rechte vorbehalten

ISBN 978-3-86616-140-5

Janie und Julian –
Für eure Liebe und euren inspirierten Unsinn.

Danksagungen

Ich danke Charlie Latiolais und Shawna Lum, meinen fleißigen Helfern im Büro, für ihre Unterstützung bei der Fertigstellung dieses Buches. Mein Dank geht auch an meine Familie – meine Kinder Chris und J'aime sowie meine Frau Lency – für ihre Inspiration und moralische Unterstützung. Ich danke Sunny Kukahiko, meiner Schreibkraft, für ihre äußerst hilfreiche Arbeit. Eric Taylor danke ich dafür, dass er das Manuskript des Buches unter die Lupe genommen und viele hilfreiche Vorschläge gemacht hat, die es für euch alle klarer und leichter verständlich machen. Schließlich geht mein Dank an *Ein Kurs in Wundern* und seine Lehren, die seit mittlerweile einunddreißig Jahren von unschätzbarem Wert für mich sind.

Inhalt

Einführung

Es gibt manche Bücher, die man schreiben möchte, manche, die einen bitten, sie zu schreiben, und manche, die einem den Befehl erteilen, sie zu schreiben. Ist dies der Fall, hat man keine Wahl, und es spielt auch keine Rolle, welche eigenen Wünsche man hat. Das vorliegende Buch gehört in diese Kategorie. Vor etwa fünf Jahren wurde ich gelenkt, gedrängt und innerlich dazu getrieben, dieses Buch zu schreiben. Schließlich musste ich zum Appell antreten und erhielt meine Marschbefehle. Als ein guter Soldat der Feder gehorchte ich.

Die Bücher, die ich schreiben soll, nehme ich sehr ernst, denn in ihnen steckt ein großer Teil meines Herzens, meines Verstandes und meiner Zeit. Es war, glaube ich, der Dichter W. S. Merwin, der Gedichte als Zeiten versäumten Liebesspiels beschrieb. Insbesondere jetzt, da ich älter werde, wird es zunehmend wichtiger für mich, wie und in welche Dinge ich meine Zeit investiere. Jedes Buch kann mich packen, sobald ich in es eintauche, aber von der offensichtlichen Bedeutung des Themas einmal abgesehen, weiß ich bis heute nicht, warum *dieses* Buch geschrieben werden wollte. Das *Warum* brauche ich eigentlich auch nicht zu wissen, aber ich bin dennoch neugierig. Wie jeder Autor auf diesem Gebiet hoffe ich, dass das Buch sich als hilfreich erweisen wird, wenn es darum geht, Menschen von körperlichem oder seelischem Schmerz zu befreien, und dass es damit auch dazu beitragen kann, die Welt ein Stück weit aus ihren Fesseln des Leidens zu lösen.

Damit wir unser Herz und unseren Geist einsetzen können, um uns von Schmerz zu befreien, müssen wir zunächst einmal Verantwortung übernehmen, Schuld aufgeben, Vergeben und Loslassen lernen und die Gaben entdecken, die jede schmerzhafte oder dunkle Situation verbirgt.

Mein eigenes Verhältnis zum Schmerz begann, als ich ein kleiner Junge war. Ich erinnere mich, dass ich als Kind in dem im Bau befindlichen Haus meiner Eltern einen Treppenschacht hinuntergefallen und auf dem Hosenboden sitzend auf der untersten Stufe gelandet bin. Ich hatte mir immer einen Spaß daraus gemacht, über das oberste Ende des Treppenschachts hinaus von einem Zimmer zum nächsten zu klettern, wo die erst halbfertigen Räume des Dachbodens sich wunderbar für alle möglichen Phantasien eigneten. Ich tat einen größeren Schritt als üblich über den leeren Raum hinweg und fand mich plötzlich mit schmerzendem Hinterteil auf der untersten Stufe wieder. Was ein durchaus traumatisches Erlebnis hätte werden können, endete schließlich mit nicht mehr als einem harten und schmerzhaften Bums, der mich wachrüttelte, obwohl ich für alle Fälle trotzdem ins Krankenhaus gebracht wurde.

Schlimmer als mein eigener Schmerz war für mich das Leid meiner Familie. Aus verdrängten Erinnerungen habe ich Einzelheiten eines Vorfalls zutage gefördert, bei dem ich im Alter von achtzehn Monaten aus dem fahrenden Auto gefallen bin. Meine Eltern hatten gerade ihren ersten größeren Streit beigelegt, an den ich mich erinnern kann. Mein Vater verließ das Haus, damit wieder Ruhe einkehren konnte, und nahm meine Schwester und mich im Auto mit. Wir fürchteten uns und rangelten darum, ihm auf dem Vordersitz möglichst nahe sein zu können. Deshalb verbannte er uns auf den Rücksitz, um sicherer fahren zu können. Ich war wütend darüber, nach hinten gesteckt zu werden, und brach mutwillig eine der Regeln, die für jede Autofahrt galten: LEHNE DICH NICHT GEGEN DIE TÜR. Als wir aus der Einfahrt fuhren, sprang die Tür hinter dem Fahrersitz, gegen die ich mich lehnte, plötzlich auf, und ich fiel hinaus. Ich prallte mehrmals auf dem Boden auf und rollte in den Graben, der seitlich entlang der Einfahrt verlief. Ich rappelte mich auf, krabbelte die wenigen Schritte aus dem Graben heraus, lief auf meinen Vater zu und rief laut: „Daddy, Daddy, mir ist nichts passiert!“

Mein Vater hatte gebremst und war aus dem Auto gesprungen. Ich sah einen von Grauen erfüllten Ausdruck auf seinem Gesicht, denn er glaubte, ich sei unter das Auto gerollt, als er aus der Einfahrt bog. Ich habe nie wieder einen von so fassungslosem Kummer und Entsetzen erfüllten Blick gesehen.

Es hat in meiner Kindheit noch sehr oft Zeiten gegeben, in denen ich Zeuge der Auseinandersetzungen meiner Eltern und des unendlich großen Schmerzes wurde, den sie, mein Bruder, meine Schwestern und ich erlitten. Ich wusste, dass meine Eltern sich liebten, aber aus irgendeinem Grund reichte das einfach nicht aus. Damals schwor ich, dass ich später einmal alles tun würde, was erforderlich war, um Menschen aus ihrem Schmerz zu befreien.

Natürlich gibt es viele Wege, dies zu tun, aber mein Weg war der Weg der Heilung, und sein Beginn war die Psychologie. Als ich tiefer in den menschlichen Geist vordrang, studierte ich bei Heilern und medial begabten

Menschen und ging dann zur Metaphysik und zur Spiritualität über. Ende der siebziger Jahre hörte ich Vorträge von Dr. W. Brugh Joy und Dr. Paul Brennan, in denen von ganzheitlicher Gesundheit die Rede war. 1979 arbeitete ich mit Katie zusammen, einer sehr engen Freundin, die angeblich unheilbar an Krebs erkrankt war. Während eines Workshops, an dem wir teilnahmen, schrumpfte ihr Tumor von der Größe eines Rugbyballs auf die Größe eines Softballs. Zwar umgab er nach wie vor eine wichtige Arterie und galt daher als inoperabel, aber dennoch war sie auf einem guten Weg zur vollständigen Remission.

In dieser Zeit erzählte Katie mir die Geschichte ihres älteren Sohnes, der bei einem Motorradunfall mehr als dreißig Meter weit auf dem Gesicht über die Fahrbahn gerutscht war, wobei ein Teil des Stirnbeins und eine Augenhöhle zertrümmert worden waren. Das Auge war durch Knochensplitter stark beschädigt worden und hatte eine milchigweiße Farbe angenommen, da die Pupille sich nach oben in die Höhle gedreht hatte. Und das war nur ein Teil der schweren Verletzungen, die er erlitten hatte. Katie forderte jeden nur erdenklichen Gefallen ein, der ihr zustand, und Heiler aus vielen Gegenden der USA und Mexikos strömten in das Krankenhaus und hielten drei Tage lang rund um die Uhr halbstündig Wache. Während dieser ganzen Zeit verließ Katie das Zimmer ihres Sohnes nicht ein einziges Mal. Als die Ärzte ihr erklären wollten, dass ihr Sohn auf einem Auge blind bleiben würde und möglicherweise auch noch einen Hirnschaden davongetragen hatte, weigerte sie sich, ihnen zuzuhören. Als die Ärzte das Auge und die Stirn ihres Sohnes nach der dreitägigen Heilwache untersuchten, hatten sich die Knochensplitter im Auge aufgelöst, die Knochen waren geheilt, er hatte sein Augenlicht zurückerlangt, und es gab kein Anzeichen für einen Hirnschaden. Die Ärzte erklärten daraufhin, es sei ein Wunder.

Dadurch, dass ich mit Katie an ihrer Krebserkrankung arbeitete, machte ich erste praktische Erfahrungen in der Arbeit mit tödlichen Erkrankungen. 1982 war ich bereits Lehrer am Tubb Holistic Health Center und unterrichtete zwei Kurse: *Die Psychodynamik tödlicher Krankheiten* und *Heilende Beziehungen.* Im zweiten Kurs ging es um die große Wirkung, die Beziehungen auf die Gesundheit haben. Diese Kurse vermittelten sowohl Erfahrungen als auch Informationen. Die Teilnehmer, die fast alle im Gesundheitsbereich arbeiteten, bekamen so die Chance, sich mit möglichen Problemen zu befassen, bevor sie offen zutage traten.

Eine weitere extreme Erfahrung mit Schmerz machte ich, als ich dreiundzwanzig Jahre alt war. Auslöser waren meine Eifersucht, meine Besitzgier und ein gebrochenes Herz während meiner ersten wirklich ernsthaften Beziehung zu einer Frau. Ich hatte das Priesterseminar erst knapp zwei Jahre zuvor verlassen. Meine Freundin, die vier Jahre älter war als ich, hatte bereits eine Reihe von Beziehungen hinter sich und bewegte sich am äußersten Ende des Kontinuums von Unabhängigkeit und Abhängigkeit. Mein Ruin war, dass ich in so hohem Maße von ihr abhängig wurde. Ihre Unabhängigkeit gipfelte darin, dass sie mit einem anderen Mann schlief. Dies stürzte mich in tiefe Verzweiflung und zerstörte meine Träume von Heirat und einem zukünftigen gemeinsamen Leben. Es reichte aus, um mich aus tiefster Abhängigkeit in eine Position der Unabhängigkeit zu befördern, in der ich weder meine Beziehung noch meine Partnerin mehr wirklich wertschätzte.

Als ich im Laufe der Jahre nicht nur an meinen eigenen Herzensbrüchen, sondern auch an denen anderer Menschen arbeitete, erkannte ich allmählich die vielen Ebenen, auf denen Dinge am Werk waren und die dazu geführt hatten, dass ich in Beziehungen meine ersten Herzensbrüche erlebte. Ich erkannte insbesondere die Wiederholung alter Muster und sah, wie ich sie in Gang gesetzt und welchen Zweck ich mit ihnen verfolgt hatte. Wie fast jeder Mensch hatte ich all das ins Unterbewusstsein verbannt, denn wir wollen lieber Opfer sein und die vielen Dynamiken verstecken, die in die Opferhaltung einfließen, als so große Bewusstheit und Macht zu besitzen.

Dann kam die Nahtod-Erfahrung nach einem American-Football-Spiel am Abend vor meiner Abreise nach San Diego, wo ich mein Doktorstudium beginnen sollte. Eine meiner Lieblingsbeschäftigungen beim Football war das Blocken von Punts. Ich schoss schnell am Defensive Tackle vorbei und hechtete über den Halfback vor dem Punter. Da nur ich es schaffte, die Reihe zu durchbrechen, wechselte der andere Halfback die Seite und hechtete durch die Luft, um mich zu stoppen. Natürlich hatte ich die Bauchmuskeln angespannt, um den Schlag des Halfbacks unter mir abzufangen. Weil aber der zweite Schlag, der mich mitten in der Luft seitlich am Helm traf, völlig überraschend für mich kam, entspannte ich, sodass der Schlag in den Magen mich mit voller Wucht traf. Zwar gelang es mir dennoch, den Punt zu blocken, aber ich flog durch die Luft und landete voll auf einem Ellenbogen, der durch den Aufprall brach. Ich war noch nie so schlimm verletzt gewesen. Der Schlag hatte mir die Luft geraubt, ich konnte kaum noch atmen, und mein Ellenbogen schmerzte fürchterlich. Mir war schwindlig, ich war desorientiert, und später wurde festgestellt, dass ich durch den Schlag auf die Schläfe eine Gehirnerschütterung davongetragen hatte. Weil ich wusste, dass man die Sanitäter zu mir schicken würde, wenn ich nur noch Sekunden länger liegen blieb, drückte ich mich vom Boden hoch, bis ich auf Händen und Knien hockte, und murmelte: „Steh schon auf, du Schlappschwanz, und spiel Football."

Ich schaffte es irgendwie, hoch zu kommen und das Spielfeld halb hinkend, halb hoppelnd zu verlassen. Später in der Nacht reiste ich durch den Tunnel, der bei Nahtod-Erfahrungen häufig vorkommt. Während eines Workshops etwa viereinhalb Jahre später erkannte ich intuitiv, warum all das geschehen war. Im Laufe des folgenden fünftägigen Intensiv-Workshops, der einige Tage später stattfand, brach sich der ganze körperliche Schmerz, den ich unterdrückt hatte, explosionsartig Bahn. Alle Teilnehmer unterstützten mich, während emotionaler Schmerz anfallartig aus mir hervorbrach. Nach drei Stunden überließen sie mich der Obhut einiger Helfer, um den Workshop fortzusetzen. Ich weinte fünf Stunden ohne Unterbrechung.

Ein hohes Maß an Energie war notwendig gewesen, um einen derartigen Schmerz abzuwehren, und ein hohes Maß an Energie war auch im Schmerz selbst gebunden. Als es vorüber war, spürte ich, dass ich auf eine ganz neue Stufe der Offenheit und der Erneuerung gelangt war. Schließlich war ich dankbar für diese Befreiung und den neuen Fluss, den sie in mein Leben gebracht hatte. Meine alte Football-Taktik, den Schmerz zu unterdrücken, war nicht in meinem ureigenen Interesse gewesen. Im Laufe der Jahre habe ich viele törichte Dinge getan. So spielte ich beispielsweise eine ganze Saison mit gebrochenen Daumen, bevor ich sie endlich röntgen ließ, und legte erst nach Ende der Trainingssaison eine Pause ein, als ich mir den Knöchel gebrochen hatte. Dann wurden die Schmerzen so unerträglich, dass sie mir schließlich eine Röntgenuntersuchung im Krankenhaus und einen Gips einbrachten. Beim Football nahm ich die Schmerzen auf mich, war aber so sehr auf das Spiel konzentriert, dass kaum etwas zu mir durchdrang. Sobald ich mich nicht mit Football beschäftigte, forderten die Schmerzen natürlich meine Aufmerksamkeit.

Es ist Zeit, endlich Frieden anstelle von Schmerz zu empfinden. Auch wenn es bei manchen körperlichen Aktivitäten hilfreich sein mag, den Schmerz zu unterdrücken, gilt dies in anderer Hinsicht ganz gewiss nicht. Ich selbst war immer peinlich berührt, wenn ich Schmerzen empfunden und gelitten habe. Vielleicht waren es die vielen Male, die ich am Haus unserer Nachbarn vorbeigehen musste, während meine Eltern miteinander stritten. Vielleicht war es auch nur mein Wunsch, eine unverletzliche Fassade aufrechtzuerhalten, aber ich habe immer versucht, meinen Schmerz zu verbergen, so gut ich es vermochte, bis der Schmerz *dafür sorgte*, dass ich ihn spürte. Wenn ich heute auf mein Leben zurückblicke, dann war der emotionale Schmerz immer viel schlimmer für mich als der körperliche Schmerz. Ich könnte euch noch viele weitere Geschichten über die körperlichen und emotionalen Schmerzen erzählen, die ich erlitten habe, aber in meinem Fall würde die Geschichte sich nur wiederholen. Ich schaue auf mein Leben zurück und sehe, wie töricht und unnötig das alles war.

Als es daran ging, dieses Buch zu schreiben, wollte ich mit Prinzipien arbeiten, die für alle Arten von Schmerz – körperlich und emotional – anwendbar waren. Nachdem ich an einem bestimmten Punkt angekommen war, stellte ich fest, dass ich den Umfang eines Buches weit überschritten hatte und dabei war, nicht nur ein Buch, sondern eine Reihe von Büchern über die Heilung von Schmerz zu schreiben. Das vorliegende Buch ist das erste in dieser Reihe. Da es sowohl der Heilung als auch dem Studium dienen soll, werden bestimmte Grundsätze von Zeit zu Zeit wiederholt, damit einige der tieferen spirituellen Prinzipien auf unterschiedliche Weise und zu unterschiedlichen Zeitpunkten untersucht und ergründet werden können.

Auch wenn das vorliegende Buch sich vor allem auf körperlichen und emotionalen Schmerz konzentriert, ist es problemlos auch auf Krankheiten anwendbar, da für beide Themenbereiche dieselben psychologischen und geistigen Prinzipien gelten.

Ich wünsche dir also viel Glück auf deiner Reise durch den Schmerz, in dem du dich gerade befindest. Mögest du alle deine Lebenslektionen mit großer Leichtigkeit und Geschicklichkeit lernen.

Chuck Spezzano
Hawaii 2009

Lektion 1

Schmerz ist Widerstand

Je größer der Widerstand, den wir einer Sache entgegenbringen, umso größer ist der damit verbundene Schmerz. Wir können unmöglich Schmerz empfinden, wenn es nicht etwas gibt, das wir von uns wegschieben. Dies ist eine der ersten Lektionen, die chronische Schmerzpatienten in nordamerikanischen Schmerzkliniken lernen – wie sie es schaffen, dem Schmerz keinen Widerstand mehr zu leisten. Allein dadurch kann es bereits gelingen, viel Leiden zu lindern. Körperliche und emotionale Schmerzen haben, was das angeht, eine sehr ähnliche Dynamik. Wenn wir uns gegen eine Sache wehren und versuchen, sie von uns fortzustoßen, dann leiden wir in dem Maße, in dem wir dies tun.

Je mehr wir deshalb lernen, alles in unserem Leben anzunehmen, umso weniger Schmerz werden wir erfahren. Wenn wir kämpfen, dann kämpfen wir gegen eine Sache. Gegen eine Sache kämpfen heißt, dass wir insgeheim gegen einen anderen Menschen kämpfen. Wenn wir körperliche Schmerzen haben, dann wurde ein emotionaler Schmerz in Verbindung mit diesem Kampf unterdrückt oder verdrängt, was es unmöglich macht, ihn aufzulösen, weil wir ihn aus unserem Bewusstsein gedrängt haben. Wir wollen uns weder mit den Emotionen noch mit dem Konflikt befassen. Dadurch, dass wir versuchen, uns gegen den Schmerz zu wehren, indem wir ihn verbergen, sperren wir uns letztlich also in den Schmerz ein.

Gerade heute erst habe ich mit einer Frau an einem chronischen Familienproblem gearbeitet und ihr geholfen, ihr Herz zu öffnen, das Gefühl zu fühlen und von ganzem Herzen die Gabe anzunehmen, die das Gegenmittel zu diesem Muster war. Es war eine sehr machtvolle Übung, aber sie dauerte nicht einmal eine Viertelstunde. Danach waren die chronischen Rückenschmerzen, an denen sie gelitten und für deren Heilung sie viel Geld ausgegeben hatte, verschwunden.

Übe dich heute im Annehmen. Was geschieht, muss dir nicht gefallen, aber wenn du dagegen kämpfst, wirst du unendlich viel länger brauchen, um hindurchzukommen, und in der Zwischenzeit wirst du dich noch schlechter fühlen. Annehmen bringt dich zum nächsten Schritt, und das ist der Weg, der zur Freiheit führt. Kontinuierliches Annehmen lässt Fluss entstehen.

Lass es geschehen. Nimm an, was ist. Wenn du das annimmst, was ist, gelangst du zum nächsten Schritt voran. Nimm heute alles an. Denk an die Lehrsätze Buddhas, mit denen er deutlich machte, was erforderlich ist, um Erleuchtung zu erlangen: Begehre nichts (keine täuschenden Begierden), und weise nichts zurück (segne, was ist). Zwar sprechen die meisten Menschen oft vom ersten Lehrsatz als dem Weg zur Erleuchtung, vergessen darüber auf eigene Gefahr jedoch völlig, dass sie auch nichts zurückweisen sollen. Annehmen ist heute die Antwort. Nimm alles in deinem Leben jetzt an. Unterziehe dein Leben einer Prüfung im Hinblick auf alles, was sich noch schlecht anfühlt und dich noch schmerzt. Wenn du es annimmst, dann wird es vorangebracht, sodass du nicht mehr länger in deiner schmerzlichen Geschichte gefangen bist. Mach das Annehmen zu einer Lebenseinstellung.

Lektion 2

Annehmen

Annehmen heilt Verletzung. Es heilt den Widerstand, der den Schmerz hervorruft oder verstärkt. Wenn du annimmst, dann gelangst du im Fluss voran, weil du das, was du annimmst, auf natürliche Weise loslässt.

In einer privaten Coaching-Sitzung habe ich kürzlich mit einer attraktiven jungen Hawaiianerin gearbeitet, die Mitte dreißig war und seit etlichen Jahren keine Beziehung mehr gehabt hatte. Ich bat sie, mir vom größten Schmerz in ihrem Leben zu berichten. Sie erzählte mir die Geschichte von einer früheren Flamme, einem Mann, den sie noch immer liebte. Es hatte ein großes Drama und eine Dreiecksbeziehung gegeben, bis er die Beziehung schließlich beendete und sie schwanger und ohne einen Cent zurückließ. Sie erlitt später eine Fehlgeburt, hielt jedoch trotzdem an dem Mann fest und hatte sich nie wirklich mit allen Aspekten ihrer Verluste auseinandergesetzt. Infolgedessen war sie nie weit genug gekommen, um für eine andere Beziehung offen zu sein. Als sie über die Vergangenheit sprach, kochten der ganze alte Schmerz und die Bedürftigkeit hoch, die sie unter ihrem unabhängigen Gebaren verbarg.

Ich bat sie, sich vorzustellen, dass ihr früherer Partner ihr auf der anderen Seite des Raums gegenüberstand, so weit von ihr entfernt, dass die Distanz sich emotional richtig anfühlte. Dann half ich ihr, loszulassen und weiterzugehen, indem ich das Prinzip des Annehmens benutzte. Bei jedem Schritt der Übung fühlte ich mich intuitiv in sie ein, um zu spüren, wogegen sie Widerstand leistete, was an der Wurzel ihres emotionalen Schmerzes verborgen lag. Dann bat ich sie, das anzunehmen, wogegen sie sich wehrte und was ihre Gefühle der Verletzung und der Zurückweisung hervorrief. Als sie bereit war, alle diese Dinge anzunehmen, statt ihnen Widerstand zu leisten, ließ ihr Schmerz nach. Ich fragte, ob sie die Tatsache annehmen könne, dass sie immer noch Schmerz empfand. Als sie mit „ja" antwortete, bat ich sie, einen Schritt voranzugehen, und zwar nicht nur im Raum, sondern auch in ihrem Leben. Als Nächstes fragte ich sie, ob sie ihre verletzten Gefühle annehmen könne. Sie antwortete mit „ja" und ging einen weiteren Schritt voran. Ich fragte sie, ob sie annehmen könne, dass sie ihr Baby verloren hatte. „Ja", sagte sie, „an diesem Punkt kann ich es jetzt endlich annehmen.“ Ich fragte, ob sie sich besser fühle, und sie erwiderte: „Ja, viel besser!“

Dann fragte ich sie, ob sie die Tatsache akzeptieren könne, dass sie ihren alten Partner noch immer liebte, obwohl sie ihn nicht mehr hatte. Sie antwortete mit „ja“ und ging einen weiteren Schritt voran. Jeder Schritt des Annehmens befreite sie von einer schmerzhaften Last, die sie lange Zeit mit sich herumgetragen hatte, obwohl sie immer so getan hatte, als sei sie gar nicht vorhanden. Ich fragte sie, ob sie annehmen könne, wie unzugänglich sie für eine neue Beziehung war und wie sehr sie kompensiert hatte, um ihren Schmerz zuzudecken.

„Ja“, sagte sie, „ich kann es erkennen und annehmen.“

Als Nächstes fragte ich, ob sie die Tatsache annehmen könne, dass sie sich selbst in diese Schwierigkeiten gebracht hatte.

„Ja“, sagte sie und ging einen weiteren Schritt voran.

Ihre größte Angst war, dass sie immer allein sein würde. Natürlich hatte ihre Angst genau das bewirkt, und seit der Trennung vor etlichen Jahren war sie tatsächlich allein gewesen. Ich fragte sie, ob sie annehmen könne, für immer allein zu sein.

Sie sagte: „Ja.“

Durch ihr Annehmen konnte sie ihren Widerstand aufgeben. Paradoxerweise war sie erst dadurch imstande, sich emotional wieder neu für eine Partnerschaft zu öffnen. Manche der vielen Dinge, die anzunehmen sie an diesem Morgen aufgefordert wurde, stellten für sie eine echte Herausforderung dar, weil das emotionale Muster nicht nur bis zu ihrem Partner, sondern zum Teil sogar bis in ihre Kindheit zurückreichte. Dank der Unterstützung, die ich ihr zu geben vermochte, ihrer eigenen Entschlossenheit und der im Raum gegenwärtigen Gnade war sie jedoch in hohem Maße motiviert und bereit, den nächsten Schritt zu wagen.

Ich fragte, ob sie ihren Herzensbruch und den Kummer, den sie seit der Trennung von ihrem Partner durchlebt hatte, akzeptieren könne.

„Ja“, sagte sie und ging wieder einen Schritt voran. Ich fragte sie, ob sie die vielen Jahre akzeptieren könne, die sie in ihrem Leben vergeudet hatte, weil sie nicht hatte loslassen wollen.

„Ja“, erwiderte sie und trat noch einen Schritt vor. Dann fragte ich sie, ob sie bereit sei, sich einer neuen Liebe zu öffnen. Mit einem inbrünstigen „Ja“ trat sie vor, umarmte in ihrer Vorstellung ihren alten Partner und ließ ihn los. Dadurch, dass sie alles annahm, was geschehen war, konnte sie sich „ihrer alten Liebe“ endlich gleichrangig fühlen und ihn loslassen. Endlich hatte sie das Gefühl, dass sie in einem ganz neuen Stadium ihres Lebens angekommen war.

Das Prinzip des Annehmens stellte für sie einen mühelosen Weg dar, der es ihr ermöglichte, ihre Niedergeschlagenheit, ihr Festhalten, ihr Feststecken, ihre Dissoziation und ihren verborgenen Schmerz aufzulösen.

Nun ist es an der Zeit, dein eigenes Leben auf alles das hin zu untersuchen, was schmerzt und sich wie ein Herzensbruch oder eine Niederlage anfühlt. Nimm nicht nur das Ereignis selbst an, sondern auch alles, was mit dem Ereignis zu tun hat. So kannst du dich endlich von diesem Schmerz befreien und dir selbst die Möglichkeit geben, im Leben weiterzugehen.

Du kannst diese Übung auch sehr gut allein durchführen. Finde einen Bereich, in dem du das Gefühl hast, verletzt worden zu sein oder eine Niederlage erlitten zu haben. Dies ist ein guter Hinweis darauf, dass es etwas gibt, das du annehmen solltest. Stelle dir einen Ort in deinem Haus oder in deiner Wohnung vor, der für dich eine vollkommen neue Stufe darstellen würde. Entferne dich nun so weit von diesem Ort, wie es sich für dich richtig anfühlt. Frage dich bei jedem Schritt, gegen was genau du dich im Hinblick auf das Problem, das du gewählt hast, wehrst. Du kannst in dem Maße vorangehen, in dem du jede Sache annimmst. Vergiss nicht, dass, wenn du einen bestimmten Schritt nicht annimmst, die Alternative darin besteht, dass du an diesem Punkt steckenbleibst. Das macht dich anfällig für Niedergeschlagenheit und für ein Muster aus Herzensbruch, Niederlage und Rache. Du wirst natürlich versuchen, es mit Dissoziation und Kontrolle zuzudecken, und das wird nicht besonders angenehm sein. Annehmen bedeutet nicht, dass du etwas mögen musst, aber es bedeutet, dass du bereit bist, es so zu lassen, wie es ist, ohne ihm Widerstand zu leisten. Annehmen bringt Frieden. Annehmen bringt dich voran.

Lektion 3

Schmerz wird durch deine Gaben geheilt

Vor einiger Zeit habe ich mit einem jungen Mann gearbeitet, der gemeinsam mit seiner Frau an einem Workshop teilnahm, weil beide ihre Beziehung verbessern wollten. Der Mann litt seelischen Kummer, weil er das Gefühl hatte, Frauen nicht zu verstehen. Er war Fokusperson im Workshop und entschied sich, an diesem Problem zu arbeiten. Wir fanden zwei Schichten eines Konflikts. Die erste Schicht war ein Konflikt zwischen Beherrschung und Unterwerfung, und er glaubte, in der Beziehung zu Frauen in diesen Konflikt zu geraten. Er hatte beide Seiten des Konflikts ausgelebt, und während unseres Gesprächs erkannte er, dass beide Seiten von Angst herrührten. Ein Teil von ihm wollte Zärtlichkeit und Nähe, und dieser Teil stand in Konflikt mit dem Teil, der unabhängig sein und alles nach eigenem Gutdünken tun wollte.

Als wir ergründeten, welche Gabe der Konflikt abwehrte, da zeigte sich, dass der junge Mann das Herz eines Dichters besaß. Er fürchtete sich jedoch, die tiefen Gefühle zu fühlen, die Liebe und Poesie hervorbringen. Ihm wurde schnell klar, wie vehement er sich gegen seine Gabe und seine Liebe zum weiblichen Geschlecht gewehrt hatte. Der Konflikt war für ihn nur ein Mittel, nicht die Kontrolle zu verlieren, wie es häufig geschieht, wenn man kreativ tätig oder verliebt ist. Während wir sprachen, wuchs die Bereitschaft, seine dichterische Gabe zu verwirklichen. Je mehr er sich diesem Wunsch hingab, seine dichterische Begabung anzunehmen, umso mehr spürte er, wie sich sein Herz öffnete. Er konnte durch den Raum zu seiner Frau hingehen und die Gabe, die sein Herz öffnete und ihn auf so wunderbare Weise zärtlich sein ließ, energetisch mit ihr teilen. Als er bei ihr ankam, war der Raum von einem Gefühl bebender Nähe erfüllt, und als sie einander schließlich umarmten, brachte die Schwingung süßer Zärtlichkeit, die deutlich spürbar war, viele der Teilnehmer zum Weinen.

Jede schmerzhafte Situation, in der du dich befindest, geschieht, weil du dich auf einer bestimmten Ebene vor einer Gabe fürchtest, die du verbirgst. Nimm dir ein wenig Zeit und überlege, welche Gabe dein Schmerz verbergen könnte. Du kannst sie finden, indem du darüber nachdenkst oder deine Intuition zu Hilfe nimmst. Wenn du erkennst, worin die Gabe besteht, dann nimm sie an, bis sie dir endlich ganz gehört, und teile sie energetisch mit einem anderen Menschen. Wenn die Sache dadurch nicht umfassend gelöst wird, dann gibt es noch eine weitere Gabe, die darauf wartet, von dir entdeckt zu werden.

Lektion 4

Bitte darum, dass …

In *Ein Kurs in Wundern* heißt es, dass wir, wenn wir Heilung erlangen wollen, den Heiligen Geist oder die Universelle Inspiration, wie dieser im Originaltext genannt wird, darum bitten sollten, uns nicht von unseren Symptomen zu befreien, sondern uns die ihnen zugrunde liegende Angst zu nehmen, weil es letztlich Angst ist, die an der Wurzel jeder Krankheit liegt.

Ich habe bereits vor etwa fünfundzwanzig Jahren gelernt, dass Angst als Dynamik eine ganz entscheidende Rolle spielt. Damals kam eine Frau in mein Büro, bei der das Vorstadium einer Krebserkrankung festgestellt worden war. Alles deutete darauf hin, dass sie an Gebärmutterhalskrebs erkrankt war, sodass der operative Eingriff, der vier Tage später zu Diagnosezwecken durchgeführt werden sollte, wahrscheinlich mit einer Totaloperation enden würde. Da unsere jeweilige Zeitplanung es nicht anders erlaubte, konnten wir uns vor dem geplanten Operationstermin nur zu drei jeweils zweistündigen Sitzungen treffen. Wie sich später herausstellte, waren sie ausreichend. Nachdem ich in der ersten Sitzung ein einstündiges Gespräch mit ihr geführt hatte, beschloss ich, mich wegen der Kürze der verfügbaren Zeit vor ihrer Operation darauf zu konzentrieren, ihre Angst zu heilen. Wir kehrten also zu den Wurzeln ihrer Angst zurück und befassten uns hauptsächlich mit der Angst vor dem nächsten Kapitel in ihrem Leben und der Angst vor ihrer Lebensaufgabe.

Ich machte ihr klar, dass Angst ihre Methode war, die Zukunft zu verurteilen und anzugreifen. Diese Angst rührte von den Erfahrungen her, die sie in der Vergangenheit gemacht und in ihre Zukunft projiziert hatte. Wir räumten viel von ihrer Vergangenheit auf, sodass sie, als sie ihren Blick auf die Zukunft richtete, erkannte, dass sie dies mit Zuversicht tun konnte. Wir konzentrierten uns auch auf ihre Fähigkeit, im gegenwärtigen Augenblick zu leben, um der Angst zu entfliehen, die immer dann aufkommt, wenn wir versuchen, in der Zukunft zu leben. Wir arbeiteten daran, ihr Vertrauen zu stärken und für das nächste Stadium in ihrem Leben positive Dinge zu manifestieren. Zum Schluss bereinigten wir ihre Angriffsgedanken, die ebenfalls eine der Hauptursachen von Angst sind.

Am Tag nach der dritten Sitzung wurde der Eingriff vorgenommen. Alle Anzeichen für eine Krebserkrankung im Frühstadium waren verschwunden.

Vor fünfundzwanzig Jahren erkannte ich, dass jedes gesundheitliche Problem ein Angstproblem ist. Auf einer bestimmten Stufe ist Angst ein Mittel, das verhindern soll, dass wir zum nächsten Stadium in unserem Leben gelangen. Uns fehlt die Zuversicht für den nächsten Schritt, weil wir Angst haben, und deshalb brauchen wir etwas, das uns aufhält und am Weitergehen hindert. Um das körperliche Problem zu heilen, brauchen wir dann so lange, wie es dauert, die nötige Zuversicht zu erlangen und unsere Angst vor dem nächsten Schritt zu überwinden. Die Zuversicht, mit dem umgehen zu können, was als Nächstes kommt, erwartet uns paradoxerweise aber genau dann, wenn wir den nächsten Schritt mutig und beherzt gehen. *Der nächste Schritt ist immer besser.* Er bringt die Antwort auf unseren gegenwärtigen emotionalen Konflikt, der sich als körperliches Problem maskiert. Wir können die Angst, die verhindert, dass wir den nächsten Schritt gehen, ganz einfach heilen, indem wir ihn gehen.

Vielleicht ist es an der Zeit, die Universelle Inspiration zu bitten, dass sie uns die Angst nimmt, die unsere körperlichen Symptome hervorruft und uns daran hindert, den nächsten Schritt zu gehen.

Lektion 5

Nur die Wahrnehmung

Zu meinen Lieblingszitaten aus *Ein Kurs in Wundern* gehört der Satz: „Nur die Wahrnehmung kann krank sein, nicht der Körper, weil nur die Wahrnehmung falsch sein kann." Mir zeigt diese Zeile, dass es unsere Konflikte, unser Schmerz und unser inneres emotionales Gift sind, die uns krank machen, die bewirken, dass unsere Wahrnehmung verzerrt ist. Da Heilung für mich eine Lebenseinstellung ist, erkenne ich, wie Schicht um Schicht zutage tritt, um geheilt zu werden, während wir im Leben vorankommen. Wenn wir nicht an unserer Heilung arbeiten, dann stauen die Lektionen, die wir lernen sollen, sich an und können dadurch sehr leicht auf den Körper verlagert werden. In *Ein Kurs in Wundern* heißt es auch, dass der Heilige Geist einen Lehrplan für uns aufgestellt hat. Eine Sache, die vermeintlich negativ ist, können wir benutzen, um zu erkennen, dass es außerhalb von uns jemanden oder etwas gibt, dem wir vergeben und geben müssen, statt uns zurückzuziehen und zu verurteilen. Wenn etwas negativ scheint, dann müssen wir immer auch uns selbst vergeben.

Sobald wir eine bestimmte Lektion gelernt haben, wird unser Leben besser und wir werden mit der nächsten Lektion konfrontiert. Dabei handelt es sich um Lektionen, die wir nach dem Willen unserer Seele in diesem Leben lernen sollen, und wir könnten unser Leben kaum besser als damit verbringen, dies zu tun. Wenn wir uns gegen bestimmte Lektionen wehren oder uns weigern, sie zu lernen, dann leugnen wir unsere Konflikte, gehen ihnen dadurch jedoch nicht aus dem Weg. Das kann uns krank machen oder zu immer größeren Schicksalsschlägen in unserem Leben führen, während unsere Seele uns dazu bringen möchte, unsere Aufmerksamkeit auf das zu richten, was uns Probleme bereitet, und es zu heilen. Wenn man Lektionen aus dem Weg geht, dann werden sie irgendwann zu Prüfungen.

Wir alle haben Themen, mit denen wir uns befassen müssen. Es gibt nicht einen Menschen, der nicht irgendein Thema hat, mit dem er sich im Leben auseinandersetzen muss. Es gibt nicht einen Menschen, der nicht irgendein nagendes körperliches Problem hat. Es ist wichtig, dass wir unsere körperlichen Probleme nicht als Ablenkung benutzen, um uns von der Heilung abzuhalten, die uns den größten Nutzen bringen würde, nämlich der Heilung emotionaler Themen.

Mitunter brauchen wir einen Anstoß, um uns mit bestimmten emotionalen Themen zu befassen, weil sie von Schmerz und Angst erfüllt sind. Deshalb sind wir ihnen aus dem Weg gegangen. Es ist wichtig, dass wir uns mit dem befassen, was wir vergraben haben, denn das, was wir vergraben haben, verschwindet nicht von allein, wenn wir es nicht auch tun. Es braucht Mut, uns mit unseren Konflikten zu befassen. Nur jemand, der irregeleitet ist, will Schmerzen empfinden. Es ist jedoch nur die Wahrnehmung, die den Körper krank machen kann, „weil nur die Wahrnehmung falsch sein kann“. Wenn wir krank sind, dann betrachten wir einen anderen Menschen, eine Sache oder uns selbst auf eine falsche Weise.

Hier sind einige Tipps, die helfen können, falsche Wahrnehmung zu berichtigen, und die ich mir sowohl persönlich als auch bei meiner Heilungsarbeit immer wieder ins Gedächtnis rufe:

> Wenn du Wut, Schmerz oder Angst empfindest, dann nimmst du etwas falsch wahr. Dein Unbehagen wird ausschließlich dadurch hervorgerufen, dass du urteilst. Es gibt viele Möglichkeiten, eine falsche Wahrnehmung und das Urteil, aus dem sie entspringt, zu berichtigen, aber der erste Schritt besteht stets in der Erkenntnis, dass sie berichtigt werden muss. Jede negative Wahrnehmung anderer Menschen spiegelt sowohl eine falsche Wahrnehmung als auch einen Angriff auf uns selbst und auf Gott wider. Eine falsche Wahrnehmung besteht, wenn wir einen Menschen oder eine Situation negativ wahrnehmen. Wir entscheiden uns dafür, etwas falsch wahrzunehmen, indem wir urteilen, was eine Form von Angriff ist. Unser Urteil macht sowohl andere Menschen als auch uns zu Gefangenen und lässt die Situation so erstarren, wie wir sie verurteilt haben. Unser Urteil lässt nicht zu, dass sich Heilung entfalten kann.
> Statt zu urteilen, könnten wir auch segnen. Durch Urteilen wird eine Situation endgültig. Wir glauben uns im Recht und werden selbstgerecht, was unsere Sicht auf die Dinge betrifft. Wenn wir etwas verurteilen, dann

> verurteilen wir immer uns selbst. Die Art und Weise, in der die Situation sich uns darstellt, bewirkt, dass wir uns aufopfern. Wir leiden sowohl wegen der Art und Weise, in der wir die Situation verurteilt haben, als auch wegen der Art und Weise, in der wir uns selbst verurteilt haben.

Der schnellste Weg, um eine Schwierigkeit oder falsche Wahrnehmung zu heilen, sobald sie als Fehler erkannt wurde, besteht darin, sie in die Hände der Universellen Inspiration zu legen, damit sie berichtigt werden kann. *Ein Kurs in Wundern* sagt, dass wir jedes Problem, dessen Heilung uns wirklich wichtig ist, in die Hände des Heiligen Geistes legen sollen.

Unterziehe also das, was dir an deiner gegenwärtigen Situation negativ erscheint, einer Prüfung und lege es in die Hände des Heiligen Geistes. Unterziehe danach deine Vergangenheit einer Prüfung und lege sie in die Hände einer Macht, die größer ist als du selbst, einer Macht, deren einziges Bestreben es ist, dir zu helfen.

Lektion 6

Bereitschaft heilt

An der Wurzel aller Probleme, auch körperlicher Probleme, liegt Angst. Es ist die Angst, die von Urteilen und Angriffsgedanken herrührt. Es ist Angst, die von dem Gefühl herrührt, dass wir unsere Lebensaufgabe nicht erfüllen können, und deshalb suchen wir nach Problemen, die uns aufhalten. Es ist eine Angst, die daher rührt, dass wir uns vor unserem wahren Selbst fürchten, eine Angst, die daher rührt, dass wir uns vor unseren Gaben und unserer Bestimmung fürchten. Wir fürchten uns vor Liebe und vor Gott, der Liebe ist. Wir fürchten uns vor Sex, Fülle, Erfolg und Nähe. Wir fürchten uns vor unseren Fehlern, Misserfolgen, Verlust, Krankheit, Leid, Tod und Mangel jeder Art. Wir fürchten uns vor Freude. Wir fürchten uns vor der Dunkelheit und „unserem eigenen Schatten". Wir fürchten uns vor der Angst selbst. All diese Angst lähmt uns, lässt uns erstarren, sodass wir nicht auf eine neue Stufe gelangen können. Doch neue Zuversicht erwartet uns mit jedem Schritt, den wir schaffen. Jeder neue Schritt lässt die Verbundenheit zu den Menschen, die uns nahestehen, wachsen und unseren inneren Konflikt abnehmen. Der nächste Schritt bringt größere Gaben und größeren Fluss, und es gibt ein Problem weniger.

Bereitschaft durchschneidet Angst. Sie bringt uns zum nächsten Schritt. Sie löst den Widerstand auf, den der Konflikt hervorgerufen hat. Der Konflikt ist die Folge eines gespaltenen Bewusstseins. Er hat ein Problem erschaffen, das uns am Weitergehen hindert. Bereitschaft verheddert sich jedoch nicht in den Symptomen des Problems, so sehr sie auch versuchen mögen, uns abzulenken. Bereitschaft gibt uns die Zuversicht, einen Blick darauf zu werfen, was der nächste Schritt bringt. Sie erlaubt es dem Leben, auf der nächsten Stufe zu uns zu kommen. So entsteht eine stärkere Verbindung nicht nur zur Inspiration, sondern auch mit dem Himmel.

Angst ist eine Illusion, aber es kann eine tödliche Illusion sein. Letztendlich benutzt jeder Groll, den wir gegen einen anderen Menschen hegen, Urteil und Angriff, damit „wir" uns unserer Angst vor dem Weitergehen oder unserer Lebensaufgabe nicht zu stellen brauchen.

Praktiziere heute Bereitschaft in Bezug auf alle deine körperlichen Probleme. Bitte um Bereitschaft. Wenn du dich zu sehr davor fürchtest, bereit zu sein, dann brauchst du zur Heilung nur die Bereitschaft, bereit zu sein. Wenn du dich in einem schwierigen Abschnitt deines Lebens befindest oder das Problem im Unbewussten liegt, dann kann es so aussehen, als würde die Situation sich verschlimmern. Nimm genau wahr, welche Wirkung deine Bereitschaft hat, auch wenn deine Situation scheinbar schlimmer wird. Wenn du bewusst darauf achtest, wirst du die kurzzeitige Erleichterung wahrnehmen, weil du ein Stück weitergekommen bist, bevor die nächste, tiefere Ebene das schlechte Gefühl wieder hochkommen lässt. Bemerkst du, dass dies geschieht, dann entscheide dich einfach immer wieder dafür, bereit zu sein, bis du aus dem dunklen Territorium, auf dem du dich befindest, auf die nächste und bessere Stufe gelangst.

Lektion 7

Die Bereitschaft, die Antwort zu erhalten

Es mag seltsam erscheinen, aber wir fürchten uns davor, die Antwort auf unsere Probleme zu erhalten. Ich kann dies mit einiger Bestimmtheit behaupten, weil ich seit vielen Jahren nicht nur an meinen eigenen Problemen arbeite, sondern auch anderen Menschen helfe, ihre Probleme zu überwinden.

Die Antwort würde uns befreien, aber wir fürchten uns vor Freiheit.

Die Antwort würde uns glücklich machen, aber wir fürchten uns davor, glücklich zu sein.

Die Antwort würde uns eine wohltuende Veränderung bringen, aber wir fürchten uns vor Veränderung.

Die Antwort würde uns größere Macht geben, aber wir fürchten uns vor Macht.

Die Antwort würde uns helfen, in einem höheren und wahreren Maße wir selbst zu sein, aber wir fürchten uns vor uns selbst.

Die Antwort würde die Notwendigkeit von Ausreden überflüssig machen, aber wir halten an unseren Ausreden fest.

Mit all diesen Dingen investieren wir in unser Ego, das versucht, seine eigenen Überzeugungen und Vorgehensweisen zu festigen. Das verheißt nichts Gutes für eine Partnerschaft oder für Nähe – außer bestenfalls in sehr begrenzter Dosierung –, denn unser Ego besteht aus Angst, die das Gegenteil von Liebe ist. Auch wenn das Ego, um sich unentbehrlich zu machen, uns also verspricht, dass es uns helfen will, die Angst in Schach zu halten, beabsichtigt es keineswegs, einen seiner wichtigsten Bestandteile zu beseitigen. Sigmund Freud hatte Recht. Das Ego ist nur an Selbstregulation interessiert, wobei die Betonung auf der Regulation liegt. Es baut auf dem gegenwärtigen Zustand auf. Jede Veränderung würde bedeuten, dass es einen Teil seiner Kontrolle aufgeben müsste.

Die Antwort liegt in uns selbst. Der Himmel hat uns eine Antwort auf jedes Problem zugesichert. Uns wurde versprochen, dass wir finden werden, wenn wir suchen. Wenn wir anklopfen, wird uns die Tür geöffnet. Leider hören wir auf unser Ego, das stets eine flinkzüngige Antwort parat hat, und es ist immer eine Antwort, die früher oder später zu weiteren Problemen und noch mehr Verzögerung führt.

Wir nehmen an Retreats teil, um uns zu sammeln, zu erinnern und die Antwort in uns zu finden. Wir machen uns auf die Suche nach Visionen, um den Weg zu finden, der uns voranbringt. Wir meditieren, damit unser Geist still und offen wird. Der Schlüssel zu all dem aber ist unsere Bereitschaft, die Antwort haben zu wollen. Die Antwort kommt zu uns, wenn unsere Bereitschaft stärker ist als unsere Angst. Wenn die Antwort alles ist, was unser Herz begehrt, dann wird sie da sein. Wenn Zuversicht, Verbindung oder Liebe groß genug sind, wird unsere Antwort erscheinen. Unsere Antwort wird uns selbst und unsere Umgebung zum Besseren verändern, und dann werden wir durch Vision in großen Sprüngen vorangebracht. Unsere Gaben und unsere Bestimmung werden uns aufwarten, um nicht nur unser Leben, sondern auch die Welt zu einem besseren Ort zu machen.

Wolle heute die Antwort. Sei bereit, dich zu ändern und zu wachsen. Investiere in deine Seele, dein wahres Selbst. Gib das Ego und sein von Angst beeinflusstes Glossar auf, das es benutzt, um die Welt zu definieren. Die Antwort erwartet dich. Wolle sie. Sie ist der Weg, der dich aus deiner gegenwärtigen Situation herausführen wird. Sie ist der Weg voran.

Lektion 8

Das kluge Pferd

Konfuzius sagt im I Ging, dass das kluge Pferd sich bewegt, sobald es nur den Schatten der Peitsche sieht. Schmerz ist ein deutlicher Hinweis. Er lässt dich wissen, dass die Peitsche bereits herabgesaust ist. Er ist ein Zeichen dafür, dass etwas nicht in Ordnung ist. Ein Fehler wurde gemacht, der zu Schmerz führt. Körperliche Schmerzen treten auf, wenn ein emotionaler Schmerz, ein Konflikt oder ein Urteil auf den Körper verlagert wurde. Emotionaler Schmerz rührt von einem Fehler im Denken, von falschen Überzeugungen oder falschen Entscheidungen her. Er ist die Folge einer Erfahrung. Er ist die falsche Antwort sowohl auf diese Erfahrung als auch auf die tieferen falschen Überzeugungen und Entscheidungen, die überhaupt erst zu dieser Erfahrung geführt haben.

Wenn wir ein Problem aus der Vergangenheit nicht berichtigt haben, dann spitzt es sich zu, und das bewirkt, dass emotionaler Schmerz zu körperlichem Schmerz führt. Wenn Schmerz auftritt, können wir dem Faden dunkler Emotionen in uns jedoch an den Ort folgen, an dem der Fehler seinen Ursprung hat, und ihn dort berichtigen. Manchmal scheint der Schmerz von einem kürzlichen Ereignis herzurühren, aber das ist meist nur der Endpunkt eines kumulativen Musters, das die Ursache für das jetzige Problem und das damit verbundene Unbehagen ist.

Wir sollten es dem klugen Pferd gleichtun und die Zeichen sehen, die uns gegeben werden, damit wir unser Denken berichtigen, unsere Urteile aufgeben und Verbindung erschaffen. Anderenfalls wird die Trennung zu emotionalem und körperlichem Schmerz führen. Es ist hilfreich, darauf zu achten, wo es uns an Bereitschaft fehlt, wo wir Gefühle selbstgerechter Entrüstung hegen, starrköpfig oder gar unbelehrbar sind. Dies weist auf Bereiche hin, in denen wir nicht bereit sind, uns zu ändern oder zu wachsen. Wenn wir den Ort, an dem wir uns, andere Menschen oder den Himmel einmauern, bereitwillig aufgeben, dann brauchen wir uns der Peitsche nicht zu stellen. Wir können uns ändern, ehe unsere Weigerung, uns zu ändern, Schmerz hervorruft.

Wo wir Schmerzen haben, dort sollten wir nach dem suchen, was sich darunter verbirgt und diese Situation hervorgerufen hat. Wir können einen Moment über unsere Symptome nachdenken, dürfen jedoch nicht darin stecken bleiben. Welche Emotionen verbergen sich darunter? Welche tieferen Urteile und Bedürfnisse haben bewirkt, dass wir die Peitsche gespürt haben, ehe sie unsere Aufmerksamkeit erregt hat? Es gibt stets warnende Zeichen, bevor ein Thema zu einem Problem anwächst. Wenn wir klug sind, halten wir immer die Augen nach solchen Zeichen offen. Das soll nicht heißen, dass wir übervorsichtig sein sollen, denn das würde zu Rollen, Beengtheit und Schwere führen. Bewusstheit und Intuition beobachten, was uns im Alltag zustößt, statt es zu leugnen. Das Leugnen und Nichtbeachten von Zeichen und Hinweisen hat nicht selten ein rüdes Erwachen zur Folge.

Wir wollen uns verpflichten, es dem klugen Pferd gleichzutun. Wo es Schmerz gibt, dort wollen wir uns verpflichten, seine Wurzeln zu finden und zu heilen. Wir wollen uns verpflichten, die Lektion zu lernen, ehe das Leben zur Peitsche greifen muss, um unsere Aufmerksamkeit zu erregen und uns dazu zu bringen, dass wir den nächsten Schritt gehen.

Lektion 9

Aller Schmerz rührt aus der Vergangenheit her

Dass gegenwärtiger Schmerz immer von vergangenem Schmerz herrührt, ist ein verblüffendes Prinzip, das ich vor über dreißig Jahren durch berufliche und persönliche Erfahrung kennenlernte. Es wurde mir von neuem bewusstgemacht, als ich *Ein Kurs in Wundern* las. Ungefähr fünfzehn Jahre später diskutierte ich mit der in Kona auf Hawaii ansässigen Psychiaterin Dr. Gwendolyn Brooks über ein Konzept, das in der Psychiatrie als „Übertragung" bezeichnet wird. Auch diesem Konzept zufolge werden gegenwärtige Probleme immer aus der Vergangenheit auf gegenwärtige Menschen oder Situationen übertragen. Gwen fasste es damals wie folgt in Worte: „Alles, was nicht glücklich ist, ist Übertragung!"

Bis 1980 hatte ich bereits einigen Menschen helfen können, sich von körperlichen Symptomen und Problemen zu befreien, indem sie ihre emotionalen und psychischen Probleme klärten. Ich hatte damals bereits erkannt, dass unser Geist die Macht besitzt, gegenwärtige Probleme durch Klärung der in der Vergangenheit liegenden Wurzeln zu heilen. Die Gestalttherapie nennt diese vergangenen Wurzeln „unerledigte Geschäfte". Alle unsere gegenwärtigen Probleme sind ein Teil unserer Lebenserfahrung und rühren von Themen der Vergangenheit her. Diese Themen, deren Ursprung zumeist in unserer Herkunftsfamilie liegt, treten als persönliche Probleme oder Beziehungsthemen zutage. Unsere Familienthemen sind eine Mischung aus Ahnenthemen und Seelenthemen, die das sind, was wir dem Wunsch unserer Seele zufolge in diesem Leben lernen und heilen sollen. Ungeachtet dessen, ob wir an vergangene Leben glauben oder Seelenthemen einfach als die Tagesordnung betrachten, die unsere Seele für uns aufgestellt hat, sind Seelenthemen wichtige unbewusste Muster, die wir heilen müssen, da wir sie ansonsten erleiden werden. Die Muster und Themen sind dieselben, ganz gleich, wie du sie nennst oder welche Metapher du benutzt, um sie zu heilen.

All unser körperlicher und emotionaler Schmerz rührt aus der Vergangenheit her, einer Vergangenheit, die wir nicht überwunden haben. Aus irgendeinem Grund haben wir die vergangene Situation nicht genutzt, um uns aus ihr zu befreien. Wir haben eine Chance vertan, uns selbst und andere

Menschen durch Verbundenheit, Vergebung oder unsere inneren Gaben zu heilen, die es uns ermöglicht hätten, die damalige Situation zu transformieren. Deshalb müssen wir uns nun diesen alten Konflikten stellen, weil sie in einem gegenwärtigen Problem zum Ausdruck kommen.

Wenn du zur Wurzel eines Problems in der Vergangenheit gelangst und es dort heilst, wird das gesamte Thema transformiert. Als ich einmal mit einer achtzigjährigen Frau arbeitete, die unter Allergien litt, fand ich heraus, dass es manchmal auch mehrere Hauptwurzeln gibt. Zu Beginn der Sitzung erklärte sie: „Ich bin gegen alles allergisch." Im Laufe der Sitzung fanden wir zwei Hauptwurzeln, die ihre Allergien verursachten. Wir klärten einen Herzensbruch, den sie mit einundzwanzig Jahren erlitten hatte, sowie ein Ahnenproblem, das seit dem amerikanischen Bürgerkrieg in ihrer Familie weitergegeben worden war. Nachdem diese Themen aus der Vergangenheit geheilt waren, klärten sich alle Allergien außer ihrer Allergie gegen Katzenhaare.

Wir können die Vergangenheit verändern und die Wurzeln eines Problems endlich heilen, wenn wir unsere Angst überwinden, ein so hohes Maß an Macht und Begabung zu besitzen, und wenn wir dazu bereit sind, die nächste, bessere Seite unseres Lebens aufzuschlagen und weiterzugehen. Es braucht Mut, damit wir uns selbst heilen können. Wenn wir ihn haben, dann kann ein neues und viel besseres Kapitel in unserem Leben beginnen. Erst dann werden die wahren Wurzeln der Probleme sichtbar und lösbar. Ich habe mit Menschen gearbeitet, deren körperliche Probleme sich direkt klärten, und mit anderen Menschen, deren chronische oder vermeintlich unheilbare Krankheiten geklärt wurden, während wir arbeiteten. Mindestens einmal habe ich auch mit einem Menschen mit chronischen Problemen gearbeitet, dessen Angst davor, seine Lebensaufgabe und seine Bestimmung anzunehmen, dazu führte, dass die Heilung nur im Schneckentempo voranschritt. Wenn du dazu bereit bist, dich tiefgreifend zu ändern, dann kannst du die Vergangenheit klären und weitergehen.

Wenn du dazu bereit bist, frage dich, wie viele Wurzelsituationen du klären musst, um das körperliche Thema, an dem du arbeitest, zu heilen.

Wenn du es wüsstest, wie viele dieser Situationen haben dann vor deiner Geburt, während deiner Geburt und nach deiner Geburt begonnen?

....

Wenn es nach deiner Geburt war, dann war es vermutlich im Alter von

....

Wenn du wüsstest, wer daran beteiligt war, dann waren es vermutlich du selbst und ....

Wenn du wüsstest, was geschehen ist, dann war es vermutlich ....

Wenn das Ereignis vor deiner Geburt stattgefunden hat, dann frage dich, ob es im Mutterleib oder früher war. Vermutlich war es ....

Wenn es im Mutterleib war, dann frage dich, in welchem Monat es war. Vermutlich war es im .... Monat.

Wenn es vor der Zeit im Mutterleib war, dann frage dich, ob es auf Ahnenebene oder Seelenebene war. Vermutlich war es ....

Wenn das Ereignis auf Ahnen- oder Seelenebene stattgefunden hat, überspringe die nachfolgenden Absätze, bis du zur heilenden Übung für Probleme auf Ahnen- und Seelenebene gelangst.

Wenn das Ereignis im Mutterleib oder bei deiner Geburt stattgefunden hat, frage dich: Wenn du wüsstest, wer daran beteiligt war, dann war es vermutlich ....

Wenn du wüsstest, was geschehen ist, dann war es vermutlich ....

Nun wollen wir deine Erfahrung verändern, damit du dich selbst und die anderen an dem Ereignis beteiligten Menschen heilen kannst. Stelle dir vor, dass du dich wieder in der Situation befindest, ehe das Trauma begann.

Stelle dir dann vor, dass dein inneres Licht sich mit dem inneren Licht jedes der dort anwesenden Menschen verbindet.

Wiederhole die Übung, dein Licht mit dem der anderen Menschen zu verbinden, stelle dir diesmal aber vor, dass ihr Licht zu dir zurückkehrt, um sich mit deinem Licht zu verbinden. Wiederhole die Übung der Verbundenheit ein weiteres Mal, und nimm wahr, wie dein Blick auf und dein Gefühl für die Situation sich mit jedem Mal verändert. Dann wiederhole die Übung noch einmal, bis du mit allen Menschen zu einem Ort unbändiger Freude und reinen Lichts gelangst.

Dies ist eine Übung der Verbundenheit, die dich selbst und die Situation heilen und an einen besseren Ort bringen wird, als es vor Beginn des Ereignisses der Fall war. Außerdem wird sie auch die Wurzel des Themas und damit das gesamte Thema selbst heilen. Setze die Übung so lange fort, bis das Licht jedes Menschen sich mit dem Licht jedes anderen Menschen verbunden hat und die Szene nur noch von Freude oder Licht erfüllt ist. Betrachte die Szene genau, um herauszufinden, wie es der Situation und den Menschen darin infolge der neuen Verbundenheit geht.

Wenn das Problem auf Ahnenebene begonnen hat, dann frage dich, wenn du es wüsstest, ob es in der Familie deiner Mutter oder in der Familie deines Vaters oder auf beiden Seiten der Familie weitergegeben wurde. Vermutlich wurde es .... weitergegeben.

Wenn du wüsstest, ob das Problem mit einem Mann oder einer Frau begonnen hat, dann war es vermutlich ....

Wenn du wüsstest, vor wie vielen Generationen es begonnen hat, dann waren es vermutlich ....

Wenn du irgendwie wissen könntest, was geschehen ist, dann war es vermutlich ....

Wenn du wüsstest, was deine Ahnen lernen wollten, indem sie dieses Ereignis geschehen ließen, dann war es vermutlich ....

Verbindung ist ein müheloser Weg, um eine Lektion zu lernen. Wir wollen deshalb zur ursprünglichen Situation zurückkehren und dafür sorgen, dass sich das Licht deiner Ahnen mit dem der anderen anwesenden Menschen verbindet. Wiederhole diese Übung der Verbundenheit, und stelle dir vor, dass das Licht deiner Ahnen sich diesmal mit dem Licht aller anderen anwesenden Menschen verbindet und danach zu ihnen zurückkehrt. Wiederhole die Übung so oft, bis sich die Situation in eine glückliche Szene verwandelt hat. Bringe die Energie der Situation dann durch alle Generationen der Familie zurück, bis sie auf dich selbst und – falls du welche hast – auf deine Kinder oder Enkelkinder übergeht.

Wenn das Problem eine Tagesordnung deiner Seele oder die Geschichte eines vergangenen Lebens ist, kann auch dies durch Verbindung geheilt werden.

Wenn es sich um die Geschichte eines vergangenen Lebens handelt, frage dich: Wenn du wüsstest, in welchem Land du gelebt hast, dann war es das Land, das heute .... heißt.

Wenn du wüsstest, ob du ein Mann oder eine Frau warst, dann warst du vermutlich ....

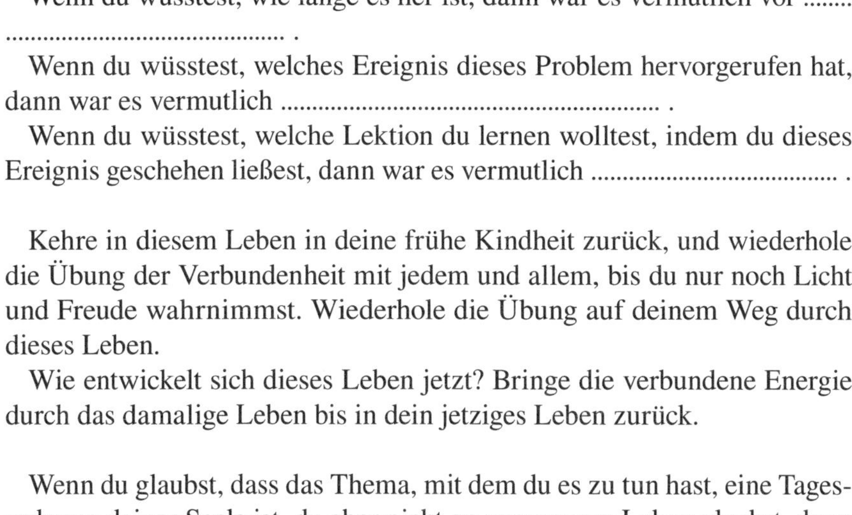

Wenn du wüsstest, wie lange es her ist, dann war es vermutlich vor ....

Wenn du wüsstest, welches Ereignis dieses Problem hervorgerufen hat, dann war es vermutlich ....

Wenn du wüsstest, welche Lektion du lernen wolltest, indem du dieses Ereignis geschehen ließest, dann war es vermutlich ....

Kehre in diesem Leben in deine frühe Kindheit zurück, und wiederhole die Übung der Verbundenheit mit jedem und allem, bis du nur noch Licht und Freude wahrnimmst. Wiederhole die Übung auf deinem Weg durch dieses Leben.

Wie entwickelt sich dieses Leben jetzt? Bringe die verbundene Energie durch das damalige Leben bis in dein jetziges Leben zurück.

Wenn du glaubst, dass das Thema, mit dem du es zu tun hast, eine Tagesordnung deiner Seele ist, du aber nicht an vergangene Leben glaubst, dann stelle dir folgende Fragen:

Wenn ich wüsste, welche Schlüssellektion über dieses Thema ich jetzt für mein Leben angesetzt habe, dann ist es vermutlich eine Lektion über ....

Wenn ich die Gabe kennen würde, die ich in diesem Leben geben wollte, um mir selbst und allen Menschen zu helfen, dann war es vermutlich ....

Kehre nun in die Zeit deiner Empfängnis zurück, und verbinde dein Licht mit dem Licht deiner Eltern und deiner Geschwister. Ziehe viele Verbindungslinien von deinem Licht zu ihrem Licht, vom Licht deiner Mutter zum Licht deines Vaters und umgekehrt, vom Licht deiner Eltern zum Licht deiner Geschwister und umgekehrt sowie von ihrem Licht zurück zu dir selbst.

Fahre fort, bis die gesamte Szene sich in Glück oder reines Licht verwandelt hat. Stelle dir dann vor, dass du deine Seelengabe hervorholst und sie von Beginn dieses Lebens an mit jedem und allem teilst. Empfange anschließend die Gabe, die der Himmel für deine Familie bereithält, und teile sie ebenfalls mit ihr.

Diese Übung der Verbundenheit ist nur ein Weg, der dir hilft, die Vergangenheit zu heilen, die deine Gegenwart beeinträchtigt. Wir werden im Laufe des Buches noch weitere Möglichkeiten ergründen.

Lektion 10

Aller Schmerz ist Selbstangriff

Trent war mit einem akuten Asthmaanfall notfallmäßig ins Krankenhaus eingeliefert worden. Nach seiner Entlassung rief er mich an, um eine Sitzung zu vereinbaren, weil er wissen wollte, was vor sich ging. Als wir anfingen, die Einzelteile zusammenzusetzen, förderten wir eine ganze Reihe von Dingen ans Tageslicht, unter anderem seine Angst, finanzielle Angelegenheiten aus der Scheidung von seiner Ex-Frau zu regeln. Trent war in seiner Beziehung so sehr angegriffen worden, dass er einfach keine Lust mehr hatte, sich mit ihr auseinanderzusetzen. Ich machte ihm klar, dass die Angriffe seiner Frau auf ihn nur das Maß seines Selbstangriffs widerspiegelten. Er war nun zwar nicht mehr der Angriffssituation ausgesetzt, die daher rührte, dass er jeden Tag mit ihr zusammen war, griff sich stattdessen aber selbst dafür an, dass er es ablehnte, sich mit ihr zu befassen. Schon während des Gesprächs fing er an, eine Litanei an Beschwerden nicht nur über seine geschiedene Frau herunterzubeten, weil sie ihm das Leben so schwer machte, sondern auch über Gott, weil er genau dasselbe tat.

Gott ist das höchste Prinzip der Liebe. Deshalb könnte er uns niemals ein hartes Leben, eine Krankheit oder eine schlechte Ehe auferlegen. Wenn Gott uns diese Dinge also nicht antut, dann gibt es nur ein einziges anderes Element, das allen schmerzhaften Situationen innewohnt, und das sind wir selbst. Genau das habe ich immer wieder im Unterbewusstsein der Menschen entdeckt, seit ich angefangen habe, damit zu arbeiten. Alle Rückschläge, alle Probleme und alle schmerzhaften Situationen sind nur eine Form von Selbstangriff. Anschließend geben wir anderen Menschen und – ob wir es erkennen oder nicht – auch Gott die Schuld an dem, was mit uns geschieht. Wir schneiden unser Bewusstsein für die Gnade und die Lösung ab, die Gott uns für jedes Problem anbietet. In der Zwischenzeit sind wir fleißig dabei, andere Menschen zu beschuldigen und sie als Werkzeug für unseren Selbstangriff zu benutzen.

Bei Trent war eine Verschwörung des Selbstangriffs am Werk, die er benutzte, um die Meisterschaftsgabe der Wertschätzung zu verbergen – sich selbst und andere Menschen wertzuschätzen und zu wissen, wie sehr Gott ihn wertschätzte. Als er seine Gabe der Wertschätzung erkannte, war er sehr erleichtert und hatte das Gefühl, wieder atmen zu können.

Ich habe entdeckt, dass die Dynamik des Selbstangriffs an allen Krankheiten und schmerzhaften Situationen beteiligt ist. Alle negativen Dinge, die uns im Leben jemals zugestoßen sind, tragen ein Element von Selbstangriff in sich. Wenn ich auf meine fast vierzigjährige Arbeit auf dem Gebiet der Heilung zurückschaue, dann muss ich sagen, dass Selbstangriff in seinen zahllosen Verkleidungen das größte Problem darstellt, das auf der Welt existiert.

Ein Angriff anderer Menschen gehört zu den härtesten Dingen, denen wir uns im Leben stellen müssen, aber er kann uns nur deshalb aus der Fassung bringen, weil wir uns zugleich selbst angreifen. Ohne Selbstangriff könnten wir den Angriff eines anderen Menschen auf uns als Hilferuf erkennen, und er würde unser Mitgefühl auslösen. Es ist wichtig, dass wir auch uns selbst gegenüber mitfühlend sind, denn ohne Mitgefühl für uns selbst kann es kein aufrichtiges Mitgefühl für andere Menschen geben, sondern nur Aufopferung, die sich als Mitleid tarnt.

Verpflichte dich heute entschlossen dazu, jede Form von Selbstangriff aufzugeben. Erbitte dazu immer wieder Gottes Hilfe. Benutze immer dann, wenn du dich bei einem Selbstangriff – ob von innen oder in Verkleidung eines Angriffs von außen – ertappst, die einfache Heilmethode, einem anderen Menschen zu helfen. Jeder Selbstangriff geht von einer Persönlichkeit – einem unserer vielen Selbstkonzepte – aus und soll uns von der Erkenntnis abhalten, dass jemand in noch größerer Not ist als wir selbst. Wenn du Schmerzen hast oder dich auf andere Weise selbst angreifst, frage dich: „Wer braucht meine Hilfe?“ Gehe liebevoll durch den Selbstangriff hindurch auf diesen Menschen ein. Das bringt euch beide sofort in einen Fluss hinein. Wenn du den Fluss verlierst, weil eine weitere Schicht des Selbstangriffs hochkommt, wiederhole die Übung einfach, bis du glücklich und in einem kontinuierlichen Fluss bist. Führe die Übung durch, sobald du erkennst, dass du nicht im Fluss bist.

Es gibt keinen als Problem maskierten Selbstangriff, der nicht empfänglich dafür wäre, dass wir auf die Hilferufe der Menschen in unserer Umgebung eingehen. Jedes Mal, wenn du auf die Rufe der Menschen eingehst, die deine Hilfe brauchen, wird dein Problem oder eine Schicht deines Problems beseitigt und du gelangst in einen stärkeren Fluss. Dies ist das Prinzip der Führungsstärke: Andere Menschen sind dir wichtiger als dein Selbstangriff.

Die Schritte sind ganz einfach. Erkenne erstens, dass du dich selbst angreifst. Frage dich zweitens, wer deine Hilfe braucht. Gehe drittens liebevoll auf den betreffenden Menschen ein. Falls es noch etwas gibt, das du sagen oder tun sollst, wirst du den entsprechenden Impuls dazu spüren. Genieße den Fluss und nimm wahr, ob du das Problem beseitigt oder einfach eine Schicht des Problems geheilt hast. Falls du nur eine Schicht des Problems geheilt hast, wiederhole die Übung, bis sie abgeschlossen ist. Dein Einfühlungsvermögen für die Bedürfnisse anderer Menschen ist eines der großen Prinzipien der Heilung. Ich habe erlebt, dass es sogar auf den tiefsten Ebenen wirkt und chronische Probleme Schicht um Schicht beseitigt.

Lektion 11

Was du über dich selbst denkst

Um krank zu sein oder Schmerzen zu haben, müssen wir schreckliche Dinge über uns selbst denken. Wenn wir diese Dinge über uns selbst denken, dann werden sie zu schrecklichen Glaubenssätzen. Das führt dazu, dass wir das, was wir über uns selbst glauben, hassen und uns dafür angreifen wollen. Wir können nicht uns selbst zerstören wollen, aber wir können das zerstören wollen, was wir zu sein glauben. Zwar kann sich all das im Unterbewusstsein abspielen, aber deshalb ist es nicht weniger zerstörerisch. Wir streben danach, das Bild zu zerstören, das wir uns von uns selbst gemacht haben, aber unser reiner Geist ist unzerstörbar. So wurden wir von Gott erschaffen, und das ist unveränderlich. Wir können unsere Geist-Seele nicht zerstören. Sie ist unser Wesen in der Zeit, obwohl sie von dunklen Glaubenssätzen und Bildern erfüllt sein kann, die wir auf den Körper verlagern, wodurch wir leiden.

Ist es nicht an der Zeit, diese dunklen Glaubenssätze und Selbstbilder aufzudecken und im Namen der Wahrheit loszulassen? Nur das, was Gott über uns denkt, kann wahr sein, und er kann über seine Kinder nur das denken, was er über sich selbst denkt. Der Rest ist eine dunkle Geschichte, die wir erfunden haben und in der wir den Bösewicht spielen. Das kann nicht die Wahrheit sein. Es ist nicht Gottes Wille, und es ist auch nicht unser wahrer Wille. Das Ego sonnt sich selbst dann noch in dunklem Glanz, wenn der Körper den Preis dafür bezahlt.

Triff eine neue Entscheidung! Hör auf, dich als Opfer und als Richter zu sehen. Gib alle dunklen oder schwachen Vorstellungen auf, die du von dir selbst hast.

Lektion 12

Aller Schmerz ist Selbstbestrafung

Unser Ego ist hinterhältig. Wir geißeln oder schlagen uns nicht, denn das würden wir nicht dulden. Wir sorgen auf viel heimtückischere Weise für unsere Selbstbestrafung. Wir bringen andere Menschen dazu, uns anzugreifen. Wir erleiden Schicksalsschläge oder Unfälle im Leben. Wir sind das „Opfer" einer Krankheit. Im Unterbewusstsein gibt es so etwas wie einen Unfall aber nicht. Bei einer Krankheit muss der Vertrag unseren Namen und unsere Unterschrift tragen, ehe sie an uns ausgeliefert wird. Eine Dynamik, die bei allen diesen Dingen eine wichtige Rolle spielt, ist Schuld. Wenn wir uns schuldig fühlen, dann bestrafen wir uns selbst in dem Versuch, die Schuld zu verringern oder uns von ihr freizusprechen.

Selbstbestrafung zur Verringerung von Schuld ist ganz eindeutig eine Strategie des Egos, denn ein typisches Kennzeichen für alle Strategien des Egos besteht darin, dass sie nicht funktionieren. Sie rufen stets noch mehr und größere Probleme hervor. Außerdem wird, wenn das Ego uns hilft, ein Problem zu lösen, die Spur zur Wurzel des Problems verwischt und verschleiert. Bestrafung verringert die Schuld kurzzeitig, sorgt dann aber dafür, dass sie vergrößert und verstärkt wird. Dies ist ganz offensichtlich die falsche Richtung.

Wenn du in irgendeiner Weise leidest, frage dich, wofür du dich bestrafst und was du deiner Meinung nach falsch oder nicht richtig gemacht hast.

Schuld stärkt das Ego, und die Selbstbestrafung, die aus der Schuld folgt, verleiht ihm einen dunklen Glanz. Du könntest diesen Fehler mit Hilfe des Himmels berichtigen. Willst du Selbstbestrafung oder die Lösung, die dein höheres Bewusstsein dir anbietet? Solltest du dich für dein höheres Bewusstsein entscheiden, lass deine Schuld und deine Selbstbestrafung los, denn sie sind Fehler. Falls du einen gewissen Anreiz brauchst, sei dir darüber im klaren, dass du, wenn du dich für die Selbstbestrafung entscheidest, die Menschen, die du liebst, damit in gleichem Maße bestrafst oder zulässt, dass sie bestraft werden.

Entspanne dich. Öffne deinen Geist. Nimm wahr, was dein höheres Bewusstsein dir stattdessen anbietet.

Lektion 13

Selbstbestrafung für Familienschuld

Unser Familienmuster ist das Urmuster unseres Lebens. Es setzt sich zusammen aus unbewussten Mustern der Ahnen- und Seelenebene unseres Geistes. Solange wir – und unsere Familie – nicht auf einer Meisterschaftsebene des Bewusstseins agieren, gibt es eine Familienschuld, die größtenteils unterbewusst ist. Unter all den Problemen, dem Versagen und dem Groll innerhalb der Familie gibt es Ebenen des Versagens und der Schuld, die wir durch Rollen, Aufopferung oder Selbstbestrafung kompensieren, um die Schuld wiedergutzumachen. Dies beeinträchtigt unsere Beziehungen insoweit, als dass wir entweder Opfer sind, ein Stück weit unabhängig bleiben oder viele Bürden auf uns nehmen, um die versteckte Familienschuld, für die wir uns ständig selbst bestrafen, in irgendeiner Weise wiedergutzumachen.

Ich habe fast vierzig Jahre lang die komplizierten Muster des Unterbewusstseins untersucht, die sich aus Familien- und Beziehungsmustern von Herzensbruch, Schuld, Versagen und Kompensation zusammensetzen. Es gibt eine ungeheuer große Menge an Schuld, die wir aus den Tiefen unseres Geistes heraufholen müssen – Schuld, für die unser Ego uns verurteilt hat, an die wir geglaubt und in die wir in Bezug auf unsere Familie deshalb investiert haben. Die beste Wahl, die wir haben, besteht darin, uns zur Heilung unserer Beziehungen und unserer Familienmuster zu verpflichten. Wenn wir ein Thema aus der Vergangenheit mit uns herumtragen, wird es irgendwann unweigerlich zu einem Teufelskreis aus Fallen und Schuld. Auch wenn wir selbst zum Opfer gemacht wurden, tragen wir einen Teil der Schuld an diesen Ereignissen.

Was daran gerecht ist? Nichts!

Schuld hat nie so getan, als sei sie gerecht oder wahr. Sie hat nur versprochen, dass wir uns schlecht fühlen würden. Es war unser Fehler, und wir sollten uns entweder entsprechend dafür bestrafen oder unsere Schuld durch Dissoziation verbergen. Dies hat den Zugang zu ihr erschwert, während wir anderen Menschen die Schuld und das Versagen vorgeworfen haben, an die wir fälschlicherweise glauben. Unsere Schuld ist es, die Urteil, Groll und unseren Wunsch nach Bestrafung schürt. Auf einer bestimmten Ebene waren diese alten Traumata, in denen wir zum Opfer gemacht wurden, stets ein Versuch, für Familienschuld zu bezahlen.

Die oberste Ebene der Schuld ist die Ebene, auf der wir glauben, dass wir etwas falsch oder nicht richtig gemacht haben. Die nächste Ebene ist unterbewusste Schuld. Sie enthält alle unsere Familiendynamiken. Dazu gehört zum Beispiel die Überzeugung, dass wir durch Konkurrenz oder durch sexuelle und aggressive Gefühle und Gedanken dafür gesorgt haben, dass ein Familienmitglied verliert, und dass wir grundsätzlich darin versagt haben, unsere Familie zu retten.

Schuld soll dafür sorgen, dass wir steckenbleiben, aber dort, wo wir uns ebenso rückhaltlos geben, wie wir es tun, wenn wir uns einer Sache verpflichten, durchbrechen wir die Illusion der Schuld und berichtigen den Fehler, auf dem sie beruht. Verpflichte dich der Wahrheit. Verpflichte dich der Heilung, und verpflichte dich einer verbundenen Familie und verbundenen Beziehungen. Ein müheloser Weg, deine versteckte Schuld zu überwinden, besteht in Vergebung und darin, dass du dich selbst bedingungslos und rückhaltlos gibst.

Wenn du deiner Familie und dir selbst nicht vergibst, dann gibst du deine versteckte Schuld an alle Menschen weiter, die du liebst, und du bleibst sogar dann verschlossen, wenn sie dich brauchen. Krankheiten oder Schmerzen sind nur allzu oft eine Form der Märtyrerrolle oder der bedürftigen Rolle in der Familie. Diese Rollen können der Familie jedoch kaum wirklich helfen, weil Rollen eine Form von Co-Abhängigkeit sind. Wenn wir unserer Familie helfen wollen, dann erreichen wir dies weit eher durch Liebe, Erfolg, Vergebung und Großzügigkeit.

Die gesundheitlichen Probleme oder Schmerzen, die du jetzt hast, sind an alte, unwahre Familienschuld geknüpft. Berichtige diese Fehler, lerne deine Lektionen, und hilf deiner Familie. Trage deine Familie aber nicht auf deinen Schultern, denn das heißt, dass du sie benutzt, um dich zurückzuhalten. Vergib dir selbst und deinen Mitmenschen, denn sonst wiederholst du die Probleme der Vergangenheit und bestrafst dich sowohl innen wie außen.

Eine Familie soll ein System sein, das hilft und unterstützt, und kein Mechanismus, der lebenslange Schuld erzeugt. Jedes Familienmitglied zeigt dir wichtige Seelenmuster, die du in diesem Leben heilen sollst, und daher befreit Vergebung euch alle. Verpflichte dich deinen Familienmitgliedern auch deshalb, weil es niemandem besser geht, wenn er keine Hilfe erhält.

Achte darauf, ob du dazu neigst, in Verschmelzung oder Aufopferung zu verfallen. Durchschneide die Fesseln der Anhaftung mit dem „Schwert der Wahrheit“, damit Verbundenheit anstelle von Anhaftung entsteht. Weil es so viele Schichten von Anhaftung, Co-Abhängigkeit und Aufopferung gibt, können viele Schnitte notwendig sein, um eine verbundene Beziehung zu verwirklichen. Anhaftung will jemand anderen dazu bringen, unsere Bedürfnisse zu erfüllen. Das ist vorgetäuschte Liebe und führt immer zu Schmerz. Lass deine Anhaftungen los, damit sich die Freiheit und Leichtigkeit einstellen können, die von Partnerschaft und Verbundenheit herrühren. So wird die Familienschuld durch Ermächtigung und Erfolg ersetzt.

Lektion 14

Missbrauch des Körpers

Wir können unseren Körper auf dreifache Weise missbrauchen. Wenn wir ihn als Werkzeug des Stolzes, des Vergnügens oder des Angriffs einsetzen, dann bringen wir unseren Körper in Gefahr.

Unser Ego macht uns glauben, dass wir unser Körper *sind*, statt dass wir ihn als Werkzeug des Lernens und der Kommunikation benutzen. Wenn der Körper aufrichtig eingesetzt wird, ist er praktisch unerschöpflich. Das Maß, in dem wir Stolz auf unseren Körper empfinden, trennt uns von anderen Menschen, weil Stolz uns über sie stellt und versucht, uns als besonderer Aufmerksamkeit wert darzustellen. In dem Maße, in dem wir uns wegen unseres Körpers aufblähen, werden wir uns später auch herabwürdigen. Früher oder später lehnt das Ego den Körper mit der Begründung ab, dass er nicht gut genug für es sei. Es versucht, sich des Körpers zu entledigen, und das nicht selten mit tödlichen Folgen.

Buddha erkannte vor zweieinhalbtausend Jahren, dass wir, wenn wir Vergnügen suchen, im gleichen Maße auch Schmerz finden werden. Wenn wir etwas anderes als den Frieden Gottes erstreben, kann es schnell geschehen, dass wir unser Bewusstsein auf eine Weise spalten, die einen Teufelskreis aus Schmerz und Vergnügen oder aus Stolz und Selbstquälerei in Gang setzt. Vergnügen ist natürlich und stellt sich dadurch ein, dass wir natürlich leben. Vergnügen suchen – die zweite Weise, auf die wir unseren Körper missbrauchen können – heißt jedoch, süchtig danach zu sein oder es zu einem Götzen zu machen, und das bringt uns in Gefahr.

Wenn wir den Körper benutzen, um andere Menschen durch Angriff oder Rückzug zu beherrschen oder mit seiner Hilfe an uns zu fesseln, dann tun wir genau das, was wir ihnen antun, auch uns selbst an. Wenn wir den Körper missbraucht haben, dann zahlen wir dafür mit der Münze körperlichen oder seelischen Schmerzes. Es ist wichtig, dass wir unseren Körper der Führung unseres höheren Bewusstseins und nicht der des Egos unterstellen. Unter der Führung unseres höheren Bewusstseins ist der Körper das Werkzeug, das es uns ermöglicht, zu lernen und zu teilen, und ein Indikator für das, was der Heilung bedarf.

Du könntest dich dafür entscheiden, es jetzt sofort zu tun. Du könntest dich dafür entscheiden, es jeden Tag zu tun. Du könntest überlegen, auf welche der drei genannten Weisen du deinen Körper möglicherweise missbrauchst. Wann hast du entschieden, es zu tun? Stelle dir vor, dass du wieder an dieser Kreuzung stehst, aber übergib deinen Verstand und deinen Körper diesmal deinem höheren Bewusstsein, damit es sie führt. Den Beweis für das, was geschieht, wenn du dich entscheidest, deinen Körper unter der Führung deines Egos zu missbrauchen, hast du ja bereits erhalten. Du kannst dich jetzt für die Wahrheit entscheiden. Wenn du an dieser Kreuzung stehst, kehre in deine Mitte zurück, indem du dein höheres Bewusstsein ganz einfach darum bittest, dich dorthin zu führen. Nimm wahr, was sich bei dir selbst und in der Situation verändert hat. Bitte nun noch einmal darum, in deine Mitte geführt zu werden, und nimm den Unterschied wahr. Wiederhole deine Bitte, bis die Situation von Liebe und Glück erfüllt ist und du deinen Körper auf natürliche Weise zum Zweck größerer Integrität einsetzt.

Lektion 15

Der chronische Widerstand chronischer Krankheit

Eine chronische Krankheit oder Verletzung verbirgt und enthüllt gleichzeitig. Meist ist eine solche Erfahrung eine so große Herausforderung, dass sie uns von dem Thema, um das es eigentlich geht, ablenkt. Ein chronisches Problem ist mit einem tief sitzenden Konflikt verbunden, und es kann sein, dass viele kleine Konflikte im Weg stehen, bevor wir den großen Konflikt überhaupt gewahr werden. Eine chronische Krankheit zeigt, dass es etwas gibt, das wir ablehnen, aber sie tritt so auf, dass es nicht den Anschein hat, dass wir ablehnend sind. Dieser Widerstand kann eine größere Sache sein, die ein oder zwei Jahre vor Ausbruch der Krankheit geschehen ist, kann aber auch etwas sein, das gerade erst geschehen ist, in Kürze geschehen wird oder ein lebenslanges Thema ist. Wir können unsere gesundheitlichen Probleme nutzen, um das, was verborgen war, zu enthüllen, indem wir die Krankheit als Indikator für einen Bereich in unserem Leben betrachten, der nicht in Ordnung ist und der Heilung bedarf. Wir können den Widerstand benutzen, um herauszufinden, wo der Konflikt liegt.

Widerstand und Schmerz gehen immer Hand in Hand. Eine Krankheit beginnt mit emotionalem Schmerz, der sich verstärkt und dissoziiert wird, bis er schließlich zu groß ist, als dass wir ihn noch weiter dissoziieren könnten, und deshalb auf die körperliche Ebene verlagert wird. Der Beginn des Schmerzes und des Widerstandes weist stets auf eine nicht gelernte Lektion und eine Zeit hin, in der wir unserem Ego auf Kosten unseres Lebens den Rücken gestärkt haben.

Widerstand, der erst in letzter Zeit entstanden ist, weist auf ein neu aufgetauchtes Thema hin, das nicht angenommen oder integriert wurde. Widerstand, dessen Ursprung in der Kindheit liegt, spiegelt einen Ort des Widerstandes auf Seelenebene wider, der als Familienmuster in Erscheinung tritt. Meist handelt es sich dabei um eine Lektion, die wir lernen sollen, die wir aber verurteilt haben und im Hinblick auf unsere Familie nicht ertragen können. Es mag zwar so aussehen, als hätten wir dem Plan zugestimmt, aber insgeheim haben wir rebelliert und ihn abgelehnt. Früher oder später kann sich dies zu einer Krankheit entwickeln. Wo wir uns in einem Konflikt befinden, dort gehen wir nicht voran, wodurch ein lebenswichtiger Fluss in unserem Leben blockiert wird. Irgendwann hat dies negative Folgen für unsere Gesundheit.

Unser Widerstand kann sich in Form eines Autoritätskonflikts zeigen, kann jedoch auch gegen die Menschen gerichtet sein, zu denen wir in einem Arbeitsverhältnis oder einer Liebesbeziehung stehen.

Eine Krankheit ist ein Kampf, ohne dass wir zu kämpfen scheinen. Eine Verletzung ist ein Urteil, ohne dass wir zu urteilen scheinen. Wir mögen zwar richtig handeln, aber der Widerstand und der Autoritätskonflikt fressen an uns, bis daraus ein gesundheitliches Problem entsteht. Die Tatsache, dass eine chronische Krankheit besteht, weist darauf hin, dass es ein chronisches Thema gibt, bei dem wir uns außerstande gefühlt haben, uns ihm zu stellen und es zu lösen.

Ein hervorragendes Prinzip der Heilung besteht darin, die Sache ganz einfach zu beobachten. Während wir beobachten, wird uns bewusst, dass wir etwas ablehnen, was wir ablehnen, und warum wir es tun. Dadurch können wir diese Tatsache auf natürliche Weise annehmen. Wir richten unsere Aufmerksamkeit ganz einfach auf das, was wir tun, ohne zu urteilen. Was wir annehmen, das lassen wir auf natürliche Weise los, und dort, wo wir zum Stehen gekommen waren, gelangen wir in einen neuen Fluss. Das Ego löst sich an diesem Ort auf, und es entsteht eine stärkere Verbindung zu uns selbst und zu anderen Menschen.

Nimm dir heute ein wenig Zeit, um über eine chronische Krankheit oder Verletzung nachzudenken. Falls du keine chronische Krankheit oder Verletzung hast, kannst du ein Symptom wählen, das an dir nagt.

Was lehnst du ab? Denke über diese Sache nach.

Wogegen rebellierst du? Denke über diese Sache nach.

Mit welcher Emotion willst du dich nicht befassen?

Beobachte, wogegen du kämpfst, ohne dass du zu kämpfen scheinst.

Bei einem Konflikt glaubst du, dass du nicht beide Seiten gleichzeitig akzeptieren kannst. Verurteile keine der beiden Seiten. Du glaubst, dass du der Rebell bist, und du glaubst an das, wogegen du rebellierst. Beobachte nun einfach den Rebellen und das, wogegen du rebellierst, bis beide Seiten anfangen, sich zu verändern, sich miteinander vermischen und einen Fluss entstehen lassen. Dieser Ort, der ein Denkmal für dein Ego war, kann in ein Denkmal der Heilung und der Zuversicht verwandelt werden.

Lektion 16

Hilfe von oben

Der Himmel will dir in jedem Moment und in jeder Situation helfen. Erkenne, dass der Himmel gerade dann, wenn du leidest, durch den Nebel deines Schmerzes zu dir zu gelangen versucht, um dir beizustehen. Was auch immer dein Weg im Leben sein mag, der Himmel will dir jetzt helfen. Du brauchst keinen spirituellen Weg, um die Liebe, die „*Alles-was-ist*“ ist, darum bitten zu können, dir zu helfen. Und das wird sie ganz gewiss tun.

Setze dich still hin. Bitte nicht um Hilfe bezüglich deiner Symptome, sondern bitte die höchste Liebe vielmehr darum, die Angst zu heilen, die diese Symptome hervorruft. Es kann keinen Schmerz geben, wenn es keine Angst gibt. Es ist Angst, die zu Schmerz führt. Angst ist eine Form von Widerstand. Sie trennt uns von uns selbst, von anderen Menschen und von Gott. Wenn sie stärker wird, führt sie zu Dissoziation. Wenn sie sich aufbaut, wird der emotionale Schmerz verborgen und verwandelt sich in ein körperliches Symptom, das mit körperlichen Schmerzen verbunden ist.

Sitze nun mit dieser Angst, die zu deinem Schmerz geführt hat. Lass zu, dass sie dich umgibt, und bitte darum, dass die Angst, die eine Illusion ist, durch Liebe ersetzt werden möge, die Wahrheit ist. Lass dich auf diese Weise von all deiner Angst befreien. „Bittet, dann wird euch gegeben“, hat Jesus einmal gesagt. Nimm heute die Gnade an, die Gottes Liebe zu dir ist.

Das ist der wahre Grund, aus dem Heilung geschehen kann. Die Angst, die deine Symptome hervorruft, ist eine Illusion. Liebe ist Wahrheit, und wenn Liebe und Wahrheit ins Spiel kommen, dann lösen sie die Angst auf und bringen Freiheit und Verbundenheit anstelle von Knechtschaft und Angst.

Lektion 17

Ich unterstehe keinen Gesetzen außer den Gesetzen Gottes

Dies ist eine meiner Lieblingslektionen aus *Ein Kurs in Wundern.* Es ist eine der spirituellen Lektionen, mit deren Hilfe wir erkennen sollen, dass die Gesetze der Welt in Wahrheit nicht Gottes Gesetze sind. Die Gesetze der Welt haben sich im Laufe von Äonen entwickelt. Sie sind Teil unserer übereinstimmenden Realität, und deshalb steht hinter ihnen die Kraft unseres Geistes, der die Welt erschafft, in der wir leben. Die Gesetze der Welt dienen den Zwecken des Egos, aber wir müssen nicht an sie gebunden sein. Auch wenn wir den Gesetzen der Welt unzählige Male geglaubt haben, kann dies durch einen aufrichtigen Sinneswandel rückgängig gemacht werden. Wir können unseren Geist nicht auf den Lauf der Welt und zugleich auf die Zeitlosigkeit ausrichten, sondern werden in die eine oder die andere Richtung gewiesen. Irgendwann trifft unsere Seele die richtige Entscheidung und entwickelt sich dahingehend, dass sie die Welt in einer umfassenderen geistigen Schau sieht. Das befreit uns von den vielen Fallen, in die wir uns selbst hineinmanövriert haben.

„Ich unterstehe keinen Gesetzen außer den Gesetzen Gottes" ist eine Erklärung der Freiheit. Ich bin nicht an die Gesetze des Egos gebunden. Dadurch, dass ich mich meinem spirituellen Vermächtnis von neuem verpflichte, erlange ich die Freiheit zurück. Ich brauche keineswegs zu leiden, denn „ich unterstehe keinen Gesetzen außer den Gesetzen Gottes". Damit fange ich an, mich als geistiges Wesen zu akzeptieren. Wir wollen die Hilfe des Himmels erbitten, damit er uns von unserer Investition in das Ego befreit. Dann können wir uns entscheiden, Gottes Gesetze als die einzigen Gesetze anzuerkennen, an die wir gebunden sind. So erlangen wir die Macht zurück, die uns offensteht, wenn wir erkennen, dass wir reiner Geist sind.

Lektion 18

Keiner soll leiden

Es ist nicht Gottes Wille, dass wir leiden. Gott könnte nicht länger Gott sein, wenn er seinen Kindern so etwas wünschen würde. Obwohl unser Körper und unser Leiden auf der Ebene des Geistes eine Illusion sind, würde Gott dennoch nicht wollen, dass wir oder andere Menschen leiden müssen. Das ist so, obwohl wir selbst glauben, dass wir Körper in einer Welt der Zeit sind. Trotz unserer Erfahrung der Welt und der Zeit – eine Folge unserer illusorischen Erfahrung der Trennung – wäre es dennoch niederträchtig, uns in unserer angenommenen Hilflosigkeit zu wünschen, dass wir leiden müssen. Gott ist noch immer Gott, und Christus ist noch immer Christus. Gott ist Liebe und Christus sein erwachter Sohn. Maria ist noch immer die Mutter Christi. Buddha ist Buddha. Kuan Yin ist noch immer die Göttin der Barmherzigkeit, und Mohammed ist noch immer der Prophet. Sie alle würden uns immer nur das Beste wünschen. Christus sagt in *Ein Kurs in Wundern*: „Ich will mit Gott, dass keiner seiner Söhne leiden soll."

Keiner im Himmel will, dass wir leiden. In Wirklichkeit wollen auch wir nicht leiden. Wir wollen heute die unermesslich große Liebe und Gnade des Himmels empfangen. Wir wollen die falschen Tagesordnungen unseres Egos loslassen. Wir wollen den guten Willen und die Unterstützung, die für uns verfügbar sind, heute vollkommen annehmen. Unser Wille, der unser reiner Geist ist, ist auf den Willen Gottes ausgerichtet. Wir wollen unser Herz, unseren Verstand und unsere Seele auf unseren reinen Geist ausrichten. Wir wollen wieder zu uns selbst erwachen. Wir wollen die Macht des Himmels anrufen. Wir wollen uns selbst so erkennen, wie wir wirklich sind. Wir wollen uns heilen lassen, weil es Gottes Wille ist, dass keiner leiden soll.

Lektion 19

Neuverbindung

Wenn wir uns selbst als krank erfahren, dann erfahren wir uns als bedürftig. Das bedeutet, dass wir das Gefühl haben, dass uns etwas fehlt. Auf einer unterbewussten Ebene können wir einer Sache aber nur dann beraubt werden, wenn wir aufhören, ihr einen Wert beizumessen. Das bedeutet, dass etwas anderes uns wichtiger war als der Mensch oder die Sache, die wir verloren haben. Dies geschieht sehr oft in der Kindheit, wenn wir beschließen, unabhängig zu sein, oder unbedingt unseren Willen durchsetzen wollen. Wir erfahren uns als Opfer und geben einen Teil der Zugehörigkeit zu unseren Eltern auf, um diese Unabhängigkeit zu haben, die uns aber niemals glücklich machen kann. Immer wenn wir ein Angebot unseres Egos annehmen, führt dies irgendwann zu Angst und einem Gefühl von Entzug infolge der Trennung, aus der das Ego besteht. Es gibt kein Problem, an dessen Wurzel nicht Trennung liegt.

Stelle dir heute vor, dass du in Gottes Händen bist, wieder neu verbunden mit all den Menschen, die dir etwas bedeuten. Wenn du heute Abend schlafen gehst, dann schlafe in Gottes Armen. Führe diese Übung der Neuverbindung jeden Tag und jeden Abend durch.

Lektion 20

Aller Schmerz rührt von Anhaftung her

Vor zweieinhalbtausend Jahren sagte Buddha, dass alles Leiden von Anhaftung herrührt. Dies gilt für körperlichen Schmerz ebenso wie für emotionalen Schmerz. Wo es Anhaftung gibt, dort gibt es auch Widerstand als Abwehrmechanismus. Früher oder später ist ein Verlust aber unvermeidlich, sodass wir einen Teufelskreis aus Anhaftung, Verlust und Angst in Gang gesetzt haben. Anhaftung ist eine der Abwehrstrategien, die von Verlust herrühren. Wir versuchen, den Verlust wettzumachen, indem wir an etwas oder an jemandem festhalten, um das Bedürfnis erfüllt zu bekommen, das die verloren gegangene Verbundenheit uns gegeben hat.

Stelle dir vor, dass deine körperlichen Schmerzen oder dein emotionales Leid in Wirklichkeit eine laute Klage über einen Verlust sind, den du erlitten hast. Überlege, was dir nicht nur infolge des körperlichen Problems auf so rüde Weise genommen wurde, sondern welchen Verlust du vorher erfahren hast, der zu dem geführt hat, was deinen jetzigen Schmerz verursacht.

Wenn du deine Verluste annehmen kannst, dann kannst du von ihnen abrücken. Wenn du deine Verluste ablehnst, dann bleibst du in emotionalem oder in körperlichem Schmerz stecken. Es sind Klagen, die wirklich wehtun. Wenn du loslässt und vertraust, kommt etwas Besseres, um den Platz dessen einzunehmen, was du verloren hast, und ein höheres Maß an Verbundenheit und Glück ist möglich.

Wiederhole die folgende Übung so oft wie notwendig, um die Verluste loszulassen, die deinen jetzigen Schmerz verursachen.

Unterziehe die Schmerzen, die du jetzt hast, oder ein schmerzhaftes Erlebnis aus der Vergangenheit einer Prüfung. Frage dich:

Wenn ich wüsste, wie viele Verluste ich durch die Anhaftung(en), die zu diesem Schmerz geführt haben, wettzumachen versuche, dann sind es vermutlich ....

Wenn ich wüsste, wie alt ich war, als der Verlust geschah, dann war ich vermutlich .... alt.

Wenn ich wüsste, wer daran beteiligt war, dann war es vermutlich ....

Und wenn ich wüsste, was geschehen ist, das diesen Verlust herbeigeführt hat, dann war es vermutlich ....

Stelle dir nun vor, dass du von allen umringt bist, die dich lieben, deine Freunde an höherer Stelle eingeschlossen. Fühle mit ihrer Hilfe deinen Weg durch jeden Verlust hindurch. Denke daran, dass noch andere Gefühle oder Verluste hochkommen können, nachdem der erste Verlust heruntergebrannt ist. Gehe durch jede Ebene hindurch nach unten, bis du nur noch die Liebe spüren kannst, die dich umgibt. Diese Liebe wird dich neu verbinden und den Verlust und Schmerz heilen, der die Klage ist.

Lektion 21

Projektion, Wut und Angriff

Wir alle projizieren. So wurde die Welt erschaffen. Was wir an uns selbst verurteilt und zurückgewiesen haben, das haben wir verdrängt. Weil wir die Schuld für das, was wir an uns selbst gehasst haben, deshalb abgespalten und vergraben haben, jedoch nicht ertragen können, projizieren wir es auf die Welt. Was wir in der Welt sehen, ist das, was wir an uns selbst verurteilt haben. Wir mögen diese Anteile unserer selbst einfach nicht und fühlen uns von ihnen bedroht. Deshalb heißt es in *Ein Kurs in Wundern*, dass es unsere Aufgabe ist, der Welt zu vergeben. Was wir in der Welt sehen, ist das, was wir an uns selbst verurteilt haben und wovor wir uns deshalb fürchten. Liebe, Vergebung, Verstehen und alle anderen Formen von Verbundenheit ziehen uns zueinander hin und gewinnen Frieden und Ganzheit für uns zurück.

Unsere Wahrnehmung zeigt uns unsere Selbstkonzepte. Wenn wir auf jemanden wütend sind, dann spiegelt dieser Mensch eine Überzeugung wider, die wir über uns selbst haben. Wir können immer nur auf uns selbst wütend sein. Unsere Schatten, die auf Schuld beruhen, fressen mit verborgenem Selbsthass an uns. Wenn wir wütend auf jemanden sind, dann greifen wir uns erneut selbst an, und jeder Selbstangriff schwächt uns. Wenn wir andere Menschen angreifen oder wenn andere Menschen uns angreifen, dann haben wir diese Situation unterbewusst selbst herbeigeführt, weil wir damit unsere Schuld zu lindern versuchen. Das kann natürlich niemals funktionieren. Es bewirkt nur, dass wir uns schlecht fühlen, was in einem Teufelskreis nur zu noch mehr Schuld, mehr Selbstbestrafung und mehr Angriff führt.

Projektionen sind ein Abwehrmechanismus unseres Egos, das versprochen hat, dass sie uns helfen würden. In Wahrheit aber verbergen sie das Problem und machen uns weniger frei dafür, das zu heilen, was tatsächlich der Heilung bedarf. Wenn wir auf einen anderen Menschen projizieren – was an sich bereits eine Form von Wut, Urteil und Angriff ist – und ihn anschließend direkt angreifen, dann verstärken wir unseren eigenen Selbsthass. Das ist unserer Gesundheit sehr abträglich. Projektion heißt, dass ein innerer psychologischer Konflikt zu einem zwischenmenschlichen Konflikt mit einem anderen Menschen in unserer Welt geworden ist. Wut und Angriff auf andere Menschen sind immer zuerst ein Angriff auf uns selbst. Das ist unserer Gesundheit ebenfalls sehr abträglich. Wir können einen anderen Menschen nicht angreifen, ohne gleichzeitig auch uns selbst anzugreifen. Allein in der Nähe eines Menschen zu sein, der einen anderen Menschen angreift, zeigt unseren inneren Konflikt, in dem ein Teil von uns selbst einen anderen Teil von uns selbst angreift.

Schau auf deine Welt. Wer in deiner Welt verdient es, angegriffen und gefoltert zu werden? Nimm wahr, wo du dich selbst auf ähnliche Weise angreifst und folterst. Wie wirkt sich das auf deine Gesundheit aus?

Wenn du Schmerzen hast, dann hat das nicht nur etwas mit Selbstangriff zu tun. Du kannst deinen Selbstangriff nicht ausschließlich auf dich selbst richten. Wenn du dich selbst angreifst, dann greifst du zugleich auch die Menschen in deiner Umgebung an – die, die dir am nächsten stehen, eingeschlossen. Ich habe einmal mit einer Europäerin gearbeitet, deren Hass auf George W. Bush, den früheren amerikanischen Präsidenten, so stark war, dass er, wie sich herausstellte, an der Wurzel ihrer Krebserkrankung lag. Sie kam an dem Tag zu einer Coaching-Sitzung zu mir, an dem die Ärzte ihr mitgeteilt hatten, dass sie sterben würde, weil ihr Körper voller Krebs war. An diesem Tag heilte sie nicht nur ihren Hass auf Präsident Bush, sondern auch ihren Hass auf ihren früheren Ehemann und die enorme Schuld, die sie im Hinblick auf ihre Mutter empfand. Obwohl wir uns in dieser Sitzung nur mit der Spitze des Eisbergs befassten, lebte sie als Folge davon noch anderthalb Jahre. Sowohl ihre Wut auf Präsident Bush und ihren Ex-Mann als auch ihre Schuld hatten Wurzeln, die weiter in ihre Vergangenheit zurückreichten. Ihre Wut auf andere Menschen und auf sich selbst rührte von wichtigen Beziehungen aus ihrer Vergangenheit her, und ihre Wurzeln lagen sowohl in ihrer Kindheit als auch im Unbewussten verborgen.

Du kannst deine Wut entweder als Hinweis auf einen inneren Konflikt betrachten, der dir zeigt, was der Heilung bedarf, oder du kannst sie als Rechtfertigung benutzen, um einen anderen Menschen anzugreifen. Der zweite Weg wird den Schmerz erheblich verstärken, auch wenn dein Angriff dich vorübergehend von dem Schmerz ablenkt, der von deinem Selbstangriff herrührt.

Du kannst deine Wut als einen Hinweis darauf betrachten, dass du einen Fehler gemacht hast, weil es ohne Projektion keine Wut geben kann, und dich für den Weg der Heilung entscheiden. Du kannst natürlich auch deinen selbstgerechten Angriff aufbauen und dich damit noch weiter verletzen.

Denke an einen Vorfall, bei dem du auf einen anderen Menschen ganz besonders wütend warst und ihn verurteilt hast. Wenn du es wüsstest: Was ist geschehen, und wer war daran beteiligt? ....

Wenn dieser Zwischenfall dir einen früheren Konflikt ins Gedächtnis rufen wollte, dann ist er im Alter von .... geschehen.

Daran beteiligt waren du und ....

In dem früheren Konflikt, mit dem du es hier zu tun hast, ging es um

....

Wenn du dem Menschen, der an dem ursprünglichen Konflikt beteiligt war, und dir selbst vergibst, dann fällt es dir viel leichter, auch dem Menschen zu vergeben, auf den du jetzt wütend bist oder den du jetzt verurteilst.

Ein Weg der Vergebung besteht darin, dein Bewusstsein mit Gott zu verbinden und den betreffenden Menschen als Teil deiner selbst zu sehen, so wie du ein Teil Gottes bist. In dem Maße, in dem sich dein Urteil auflöst, löst sich auch die Trennung auf, und in dem Maße, in dem sich die Trennung in deinem Bewusstsein und gegenüber anderen Menschen auflöst, löst sich auch dein Schmerz auf.

Lektion 22

Den Heiligen Geist teilen

Uns selbst als krank erfahren heißt, uns als außerhalb des Reiches Gottes, des Himmels und des Bewusstseins für das Einssein zu erfahren, dessen Teil wir alle sind. Wir sind sowohl ein schöpferischer Gedanke, der vom Geist Gottes ausgeht, als auch ein Akt der Liebe, der von der Liebe selbst ausgeht. Wir sind in den Geist Gottes und immer noch in seine Liebe eingehüllt. Der Glaube, wir seien es nicht, ist die Vorstellung von Trennung, auf der das Ego sich gründet – dass das, was eins ist, getrennt werden könnte.

> „Krankheit und Trennung sind nicht von Gott … Heilen bedeutet also, die Wahrnehmung in deinem Bruder und dir selber dadurch zu berichtigen, DASS DU DEN HEILIGEN GEIST MIT IHM TEILST. Das versetzt euch beide in das Himmelreich und stellt dessen Ganzheit in deinem Geist wieder her."
>
> Ein Kurs in Wundern, T-7.II.1. / T-7.II.2.

Der Heilige Geist ist die Verbindung zwischen uns und Gott und zwischen uns und allen anderen Menschen. Er ist die Erinnerung an die Verbundenheit aller Dinge. Wenn wir diese Erinnerung miteinander teilen, dann erinnern wir uns an uns selbst. Wir lassen zu, dass Wahrnehmung und Geschichte fortfallen, und wir erfahren, dass wir mit allen Wesen und mit dem höchsten Sein verbunden sind. Wie könnte es da Einsamkeit oder Trennung geben? Wie könnten wir das Gefühl haben, außerhalb des Himmelreichs zu sein? Heiße den Heiligen Geist willkommen, und teile den Heiligen Geist, damit Schmerz und Trennung sich auflösen. Du wirst dich an das erinnern, was lange vergessen war, und es wird dir Frieden bringen und dich glücklich machen.

Lektion 23

Ausrichtung auf Gott und die Schöpfung

Sich auf Gott und die Schöpfung ausrichten heißt, wieder geheilt zu werden. Gott und alle Schöpfung sind eins, und das schließt uns ein. Wir aber haben einen anderen Willen, der nicht mit dem Willen Gottes übereinstimmt. Es ist der Wille unseres Egos, und in dem Leben, das es uns führen lassen würde, ließe es uns sowohl hämisch sein als auch leiden. Unser Ego ist der Teil von uns, der seinen eigenen Willen durchsetzen will.

Wir kämpfen gegen Gott, weil wir selbst Gott sein wollen. Wir wollen die Trennung. Wir haben uns ein Traumleben erschaffen, das Gottes Willen ausschließt. Gott wünscht uns nur Liebe und Glück, während wir selbst uns eine Welt des Leidens und des Todes erträumt haben. In unserer Selbsttäuschung hadern wir mit Gott, als ob er die Ursache unseres Leidens sei. Wir haben unendlich oft dissoziiert, sodass wir das Einssein mit Gott und mit der Schöpfung verloren haben. Wir haben den köstlichen Geschmack des Himmels verloren und Gott die Schuld daran gegeben, dass wir ihm den Rücken gekehrt haben.

Wir können nicht glauben, dass wir ein Körper sind, und nicht leiden. Wir können nicht Selbstkonzepte haben und nicht leiden. Unsere Überzeugungen trennen uns durch eine Mauer von Gott und der Schöpfung. Doch es hat sich nichts geändert. Wir träumen nur, dass es so ist. Indem wir unseren Willen auf den Willen Gottes ausrichten, setzen wir den Prozess des Erwachens in Gang. Wir erinnern uns an unsere Gesundheit und Ganzheit. Das Trugbild fällt Schicht um Schicht fort, und in einem sanften Prozess des Erwachens kehrt die Freude zu uns zurück. Auch unsere Macht kehrt zurück, weil sie uns vom Allmächtigen gegeben wurde.

Bei einem Auto trägt die Fluchtung der Räder dazu bei, die Reifen vor zu großem Verschleiß zu schützen, und sorgt für eine ruhige Fahrt. Auf ähnliche Weise verringert eine Ausrichtung auf den Willen Gottes den Widerstand und ermöglicht uns eine ruhige Fahrt durch das Leben. Wenn die Dissoziation wegfällt, werden wir offener für Führung und Gnade. Alles, was wir vergraben haben, kommt zur Oberfläche, wo wir uns mühelos davon befreien können. Das Negative kommt hoch, und wenn es geheilt wird, beginnt das Positive exponentiell zu wachsen. Wenn wir uns auf Gott ausrichten, dann erinnern wir uns allmählich an das, was vergessen war, und woran wir uns erinnern, das ist die Liebe. Wir erinnern uns an den Himmel, die Erinnerung an das Einssein, das wir in uns tragen und stets in uns getragen haben. Wenn wir uns erinnern, erkennen wir es wieder und wissen, dass wir unverändert so sind, wie wir geschaffen wurden.

Richte dich heute auf den großen Geist des Lebens aus, und du wirst dich daran erinnern, wie sehr du geliebt wirst. Dieses Wissen heißt, dass du um Liebe, Gesundheit und die Ausrichtung auf die Wahrheit weißt.

Lektion 24

Der Geist ist am offensten

Kurz vor dem Einschlafen und unmittelbar nach dem Aufwachen ist der Geist am ehesten einsetzbar, ohne vom Ego gestört zu werden. Die Tagesordnungen des Egos sind nicht mehr oder früh am Morgen noch nicht wieder aktiv, sodass wir unseren Geist in dieser Zeit am ehesten benutzen können, um Schmerz zu heilen. Je mehr wir lernen, wie wirkungsvoll wir den Geist zu diesen Tageszeiten einsetzen können, umso mehr neigen wir – vom Erfolg unserer Arbeit angetrieben – auf natürliche Weise dazu, diese wichtige Zeit zu nutzen. Früh und spät am Tag sind die besten Zeiten, um festzulegen, wie unser Tag verlaufen soll.

Diese morgendlichen und abendlichen Zeiten sind am besten geeignet, um deine Gesundheit und dein Wohlbefinden im Allgemeinen zu visualisieren und um gezielt an den Bereichen deines Körpers zu arbeiten, die besonderer Aufmerksamkeit bedürfen. Du kannst dir diesen Bereich deines Körpers als lebendig, gesund und ganz vorstellen und ihn auch so spüren und fühlen.

Du kannst diese Zeit nutzen, um dich selbst zu lieben und zu erkennen, dass du unschuldig bist. Du kannst den Tag so manifestieren, wie du ihn gerne haben möchtest: von Frieden, Kraft und Glück erfüllt. Du kannst gezielt die Dinge visualisieren, von denen du dir wünschst, dass sie geschehen sollen. Wenn während des Tages andere, negative Dinge geschehen, dann ist dies ein Zeichen dafür, dass Tagesordnungen des Egos und unterbewusste Muster sich störend einmischen. Wenn diese Dinge geschehen, dann erkenne, dass sie nicht das sind, was du willst, und dass es ein Fehler war, dich für sie zu entscheiden. Triff stattdessen eine neue Entscheidung für den Tag und für das, was du haben möchtest.

Im Grunde genommen kannst du jede Tageszeit zur inneren Heilung nutzen, wenn du sie in deinem Interesse einsetzt. Als ich beispielsweise einmal in einem besonders unruhigen kleinen Flugzeug nach Okanagan in British Columbia flog, wurde mir während des Fluges übel. Ich manifestierte (sah, fühlte und spürte mit allen Sinnen), dass mir in zehn Minuten nicht mehr übel sein würde. Zehn Minuten später hatte ich nur noch ein leicht flaues

Gefühl im Magen, und so manifestierte ich nun, dass der Flug selbst ruhig verlaufen würde. Innerhalb von zehn Minuten beruhigte sich die Lage, und der Rest des Fluges verlief absolut reibungslos. Nur zwanzig Minuten zuvor war er noch mehr als turbulent gewesen.

Um zu manifestieren, brauchst du dich einfach nur für das zu entscheiden, woran du glauben kannst, und das, von dem du dir wünschst, dass es geschehen soll, lebhaft zu visualisieren, zu fühlen oder zu spüren. Eine andere Methode besteht darin, das, von dem du dir wünschst, dass es geschehen soll, *als bereits geschehen* zu sehen, zu fühlen und zu spüren.

Benutze deinen Geist, um dir selbst zu helfen. Neben deinem Herzen und deinem höheren Bewusstsein ist er dein größtes Kapital. Positives Denken ist meist eine dünne Fassade positiver Gedanken über einem Ozean der Negativität. Wenn du deinen Geist dagegen einsetzt, um die gewünschten Ergebnisse herbeizuführen, dann kann dies die Transformation des Ozeans in Gang setzen. Sei nicht dein schlimmster Feind, sondern dein bester Freund. Nutze deinen Geist möglichst oft, vor allem aber früh am Morgen und spät am Abend, um dein Leben zum Besseren hin zu verändern.

Lektion 25

Die Unverbesserlichkeit von Schmerz

Der Körper ist der Prügelknabe des Geistes. Wenn es einen Konflikt gibt, den wir nicht lösen können, dann verlagern wir ihn auf den Körper. So gesehen zahlt der Körper für die „Sünden" des Geistes. Wo wir glauben, gesündigt zu haben, und wo wir glauben, schuldig zu sein, dort bestrafen wir uns selbst. Schuld bewirkt, dass wir stecken bleiben, und fordert Selbstvergeltung.

Schmerzen zeigen einen Ort, an dem wir uns in einem Konflikt befinden und nicht vorwärtsgehen. Das Festhalten und die Weigerung, uns weiterzuentwickeln, lassen den Widerstand entstehen, der Schmerz erzeugt. Meist ist der Konflikt, der unseren Schmerz erzeugt, uns nicht einmal bewusst, weshalb der Körper leicht zu einem Müllabladeplatz für unsere emotionalen Themen wird.

Schmerz weist auf einen Ort hin, an dem der Fluss verloren ging und die Energie blockiert wurde. Er zeigt einen Konflikt, auf den wir die Antwort nicht gefunden, bei dem wir aber dennoch versucht haben, uns irgendwie weiterzuschleppen. Wenn sich unsere Konflikte mehren, dann kann der Körper sehr leicht zu einem Ort werden, an dem sich Schmerz ansammelt.

Je weniger wir bereit sind, uns zu ändern, umso größer ist der Schmerz. Er nagt an uns oder hämmert sogar auf uns ein und lenkt uns damit ab. Dabei könnten wir ihn als Hinweis darauf nutzen, dass es etwas gibt, das loszulassen und damit zu überwinden wir uns hartnäckig weigern. Je größer der Schmerz, umso größer wäre der Sprung zum nächsten Kapitel in unserem Leben, das um dieses Maß besser wäre. In dem Bereich, in dem wir erstarrt sind, versucht unser Ego, unsere Heilung zu verhindern. Wir haben Angst, uns einem bestimmten Thema zu stellen. Wir haben Angst, in einem bestimmten Bereich etwas zu ändern. Es gibt einen Schritt, den wir einfach nicht gehen wollen. Und obwohl wir uns davor fürchten, ist es ein Schritt voran. Er wird uns auf einen neuen und besseren Weg in unserem Leben führen.

Betrachten wir als Beispiel den Tod eines geliebten Lebenspartners. Wenn wir ihn nicht loslassen können, dann gehen wir selbst langsam in Richtung Tod. In den meisten Fällen ist dies nicht die Wahrheit, und wir sind aufgefordert, zum nächsten Stadium in unserem Leben voranzugehen, in dem uns ein besseres Leben erwartet. Wenn wir nur zum Teil loslassen, dann ist unser Leben eingeschränkt, während wir weitergehen, und es findet keine Neugeburt in unserem Leben statt. Dadurch erfahren wir nicht in ganzer Fülle die Liebe, die unser Partner, der vorangegangen ist, uns geschenkt hat, weil wir ihn nicht losgelassen haben. Dies achtet weder die Beziehung zu unserem verstorbenen Partner, noch achtet es das, was unser Partner sich jetzt für uns wünschen würde. Wenn wir unseren Partner loslassen, dann kann die Liebe, die er uns geschenkt hat, ein Teil von uns werden, und es öffnet uns den Weg zum nächsten, besseren Kapitel in unserem Leben, das vielleicht einen neuen Partner für das nächste Stadium bereithält. Dies ist kein Verrat an unserem verstorbenen Partner, sondern wird ermöglicht durch die Liebe, die er uns geschenkt hat.

Dort, wo wir für Veränderung nicht zugänglich sind, entdecken wir einen Ort, an dem wir glauben, dass wir es besser wissen. Wir entdecken einen Ort, an dem alles so sein soll, wie wir es uns in den Kopf gesetzt haben. Das ist nicht in unserem Interesse, denn es hält uns von der Ungewissheit des nächsten Schritts fern, der keinen Schmerz birgt. Wir können unmöglich wissen, was der Himmel für uns bereithält, aber es ist ganz sicher weder Schmerz noch Leid, denn dann würde der Himmel seine Himmelslizenz verlieren. Der Himmel hat einen Plan für uns, der uns glücklich machen würde, wenn wir ihn nur annehmen könnten und hinreichend Vertrauen hätten, um weiterzugehen. Das würde es dem nächsten Stadium in unserem Leben ermöglichen, sich einfach zu entfalten. Damit verbunden wäre, dass Schmerzen sich auf natürliche Weise entweder allmählich oder sofort auflösen oder wir eine neue medizinische Behandlungsmethode entdecken, die imstande wäre, den Schmerz zu lindern.

Deine Unverbesserlichkeit ist eine halsstarrige Weigerung, dich so zu ändern, wie es in deinem ureigenen Interesse wäre. Triff die Entscheidung, dir dessen bewusst zu werden, was du vor dir selbst verborgen hast, und es loszulassen. Sei motiviert, dich zu ändern. Sei bereit, dich zu ändern. Verpflichte dich dem nächsten Stadium in deinem Leben. Verpflichte dich dir selbst, und verpflichte dich dem, was dich wirklich glücklich machen würde.

Lektion 26

Will ich das Problem oder die Antwort?

Dies ist eine wichtige Frage, denn wenn wir die Antwort wirklich wollen, werden wir sie auch finden. Wenn wir die Probleme und die Schmerzen wollen, dann werden wir sie behalten, ungeachtet aller Hilfe, Ärzte oder Medikamente, die unseres Weges kommen. Die Antwort ist so einfach wie die Antwort auf diese Frage: „Will ich das Problem oder die Antwort?" Der Himmel würde niemals von uns verlangen, dass wir leiden. Wenn ein liebender Elternteil nicht will, dass sein Kind leidet, wie könnte Gott dann wollen, dass wir leiden?

Als unsere Kinder noch klein waren, hörte ich unseren Kinderarzt, der gleichzeitig Onkologe war, einmal sagen: „Ich kenne gute, schlechte und mittelmäßige Eltern, aber alle wären ohne Zögern bereit, die Stelle ihres Kindes einzunehmen, wenn dieses Kind leidet." Gott kann unmöglich wollen, dass jemand leidet, und gleichzeitig das Prinzip der Liebe sein. Wenn es aber nicht der Himmel ist, der verlangt, dass wir leiden, dann bleibt nur noch einer übrig, der dafür sorgen kann, dass wir es tun. Was wir uns selbst antun, das ist nicht schön, und es ist auch nicht wahr. Wahr ist jedoch, *dass wir es uns selbst antun.* Dies ist insofern hilfreich, als dass wir angesichts unseres Schmerzes nicht hilflos sind. Wenn wir es waren, der beschlossen hat, dass wir leiden, dann sind wir es auch, der eine neue Entscheidung treffen kann. Dazu müssen wir alle Schuldgefühle meiden und die volle Verantwortung für das übernehmen, was geschieht. Wir müssen das finden wollen, was wir vor uns selbst verborgen haben, und es direkt dem Himmel übergeben, damit es in Ordnung gebracht werden kann.

Ich habe fast vier Jahrzehnte lang die verborgenen Orte des Egos durchwandert. Hier sind einige der wichtigsten Gründe dafür, dass wir uns selbst Leid zufügen. Bevor du weiterliest, wähle drei Zahlen zwischen eins und zwölf. Schau dir die Zahlen an, die du aufgeschrieben hast. Sie weisen auf die Dynamiken hin, die im Hinblick auf deinen Schmerz am Werk sind.

1. Der Götze des Egos. Du stärkst dein Ego, indem du leidest.
2. Der Götze des Märtyrertums. Du versuchst, einen Menschen zu retten, indem du leidest. Wer könnte das sein? Was hat dich glauben lassen, dein Leiden könne diesen Menschen retten?
3. Ein Denkmal für einen erlittenen Verlust. Dein Schmerz ist ein Zeichen dafür, wie viel dein Verlust dir bedeutet hat, aber du ehrst den Menschen, den du verloren hast, nicht durch deinen Schmerz. Einzig durch die Größe, die du erreichst, kannst du ihn ehren.
4. Ein Herzensbruch, an dem du noch immer leidest und den du auf die Ebene des Körpers verlagert hast.
5. Ein Akt der Rache gegenüber einem anderen Menschen. Um wen könnte es sich handeln?
6. Der Götze von Schuld und Selbstbestrafung. Du klagst dich fälschlicherweise wegen eines Fehlers an, der einfach nur berichtigt werden muss.
7. Der Götze des Selbstentzugs. Du betest den Gott des Mangels an, und du beraubst dich deiner Gesundheit und deines Wohlbefindens. Frieden ist dein Vermächtnis, das du geleugnet hast.
8. Eine Ausrede, um deiner Führung und dem aus dem Weg zu gehen, das zu tun du aufgerufen bist.
9. Festhalten an einer Anhaftung oder einer Form des Schwelgens, von der du glaubst, dass du sie haben kannst, wenn du den Preis des Schmerzes dafür bezahlst.
10. Angst vor dem Weitergehen. Du glaubst, dass du der Aufgabe des nächsten Stadiums nicht gewachsen bist. Weil du leidest, kann keiner von dir erwarten, dass du weitergehst.
11. Angst vor Führungsstärke. Die Menschen in deiner Umgebung brauchen dich, aber du leidest lieber, als Verantwortung zu übernehmen. Es werden noch mehr Menschen leiden, wenn du nicht deinen Platz einnimmst und das tust, dessen du fähig bist.
12. Dein Autoritätskonflikt mit Gott. Gott muss ein schlechter Gott sein, wenn du so sehr leidest. Du weist eher seine Gaben zurück und leidest, als dich als Kind Gottes zu erkennen. Dein Ego will Gottes Stelle einnehmen. Weil Gott seine Sache bei dir und der Welt eindeutig so schlecht gemacht hat, muss sein Job zu haben sein, wenn du leidest.

Dies sind einige der Kerndynamiken, die du in deinem Schmerz gegen dich selbst einsetzt, aber du kannst aufhören, in den Schmerz und deine ihm zugrunde liegenden Dynamiken zu investieren. Der Himmel hat einen besseren Plan, wenn du deine Fehler erkennst und um Hilfe bittest. Lass deine Dynamiken los, und entscheide dich für einen besseren Weg. Lass zu, dass der Himmel es für dich vollbringt.

Der Himmel will, dass du glücklich und frei bist. Es ist Zeit, deine Investition in die Hölle aufzugeben, die ganz gewiss kein Urlaubsort ist.

Lektion 27

Keine Vergangenheit, kein Schmerz

Wenn wir keine Vergangenheit hätten, dann hätten wir keinen Schmerz. Es sind die unerledigten Geschäfte aus der Vergangenheit, die in der Gegenwart hervorbrechen und uns Schmerz verursachen. Wenn wir uns nicht mit ihnen auseinandersetzen, dann werden emotionaler Schmerz, Konflikte und Schuld verlagert, und wir tragen sie auf der körperlichen Ebene in uns. Wir werden vergiftet von unseren Urteilen und der darunter liegenden Schuld. All das kommt aus der Vergangenheit. Scham, die in uns bestehen bleibt, begrenzt uns durch die Selbstkonzepte, die sie hervorruft. Positive und negative Glaubenssysteme erzeugen eine Welt voller Konflikte, und negative Glaubenssysteme bewirken, dass wir die Folgen unseres Selbstangriffs wahrnehmen und erfahren. Alles, was wir glauben – über wen oder was auch immer –, ist in Wahrheit ein Selbstkonzept, dessen Ursprung in der Vergangenheit liegt. Diese Überzeugungen grenzen uns auch dann ein, wenn sie positiv sind. Wenn sie negativ sind, dann grenzen sie uns nicht nur ein, sondern sind gleichzeitig ein Grund für Selbstangriff. Negativität erzeugt Negativität und verbreitet Leiden. Wenn wir älter werden, sammelt es sich in unserem Bewusstsein an und wird in unserer Verwirrung in den Körper gedrängt, wo es körperliches Leiden hervorruft. Durch unsere Heilung lassen wir Anhaftungen und Groll los, insbesondere dann, wenn wir anderen Menschen und uns selbst vergeben. Dadurch können wir auch den sich ständig anhäufenden Schutt unserer Urteile auflösen, die von Selbstkonzepten genährt werden.

Wenn wir ausschließlich in der Gegenwart leben würden, dann wären wir zentriert und von Frieden erfüllt. Wir würden in einer Welt reiner Güte und Gnade leben, jenseits von richtig oder falsch und deshalb auch jenseits der von der Vergangenheit erzeugten Selbstkonzepte. Wir würden außerdem ein Leben führen, in dem wir die Vergangenheit und ihre Schuld losgelassen hätten, und wir würden nicht versuchen, in der Zukunft mit ihrer Angst zu leben. Wenn wir in der Gegenwart leben, dann gibt es nur Frieden – keine Traurigkeit und kein Bedauern, keine Sorgen oder Ängste. Je zentrierter wir sind, umso mehr leben wir im gegenwärtigen Augenblick. Dies führt zu Frieden, und je mehr wir von Frieden erfüllt sind, umso mehr verwirklichen wir einen Zustand der Meisterschaft, der auf ganz natürliche Weise unseren Wert als Kind Gottes erkennt. Dies führt zu Unschuld, Effektivität und einem Leben, in dem wir uns damit identifizieren, mehr als ein Körper zu sein.

Ein Kurs in Wundern beschreibt inneren Frieden als Heilung. Um diesen Frieden zu erlangen, müssen wir über das Urteilen hinausgelangen, und um über das Urteilen hinauszugelangen, müssen wir über das Selbsturteil hinausgelangen. Dies können wir nur durch Vergebung und Selbstvergebung erreichen. Allein unser Loslassen von Groll und Anhaftungen kann die neue Verbundenheit bewirken, die für Frieden und Unschuld notwendig ist.

Bitte dein höheres Bewusstsein heute darum, dich in deine Mitte und zu dem Frieden zurückzuführen, der dich dort erwartet. Bitte den ganzen Tag lang im Abstand von einigen Minuten immer wieder darum, in eine zunehmend tiefere und höhere Mitte zurückgeführt zu werden. Bitte darum, dass auch alle Menschen in deiner Umgebung in eine neue Mitte des Friedens geführt werden mögen.

Wenn du die Freude in dir spürst, die aus dem Frieden hervorgeht, dann denke an die schmerzhafteste Erfahrung, die du in den letzten achtzehn Monaten gemacht hast. Bitte darum, in diesem Ereignis zentriert zu werden, und nimm wahr, wie es sich anfühlt und verändert. Bitte dann darum, in eine zunehmend höhere und tiefere Mitte geführt zu werden, bis du über den Schmerz dieser Situation hinaus in das Meer des Friedens gelangst, das Freude bringt. Nimm wahr, wie du dich fühlst und wie sich die Situation nach jeder neuen Zentrierung verändert. Schließe alle Menschen ein, die mit dir an der Situation beteiligt waren, und bitte darum, dass sie ebenfalls in ihre Mitte des Friedens geführt werden mögen. Betrachte anschließend das schmerzhafteste Ereignis deines Lebens und bitte darum, in deine Mitte geführt zu werden, bis du vollkommenen Frieden empfindest.

Wiederhole diese Übung der Zentrierung eine Woche lang jeden Tag. Mit sehr viel Engagement kannst du sie sogar für den Rest deines Lebens jeden Tag durchführen und dir selbst damit tiefen Frieden und Freude schenken. Sie macht es möglich, dass vergangene Ereignisse sich auflösen können, und bringt dich in die Gegenwart und zum Erfolg zurück.

Lektion 28

Schmerz als Autoritätskonflikt – Teil 1

Schmerz ist nicht nur eine Botschaft, eine Aufforderung, den Menschen in unserer Umgebung zu helfen, sondern steht auch für einen Konflikt in unserem Bewusstsein, der zumindest teilweise auf einen Kampf hinweist, den Versuch, einen anderen Menschen zu bezwingen. Das macht unseren Schmerz zu einem Aspekt eines Autoritätskonflikts. Unser Schmerz ist der Teil des Kampfes, in dem wir Opfer sind. Unser Schmerz ist ein Finger der Anklage, der auf jemanden zeigt und sagt: „Schau, was du mir angetan hast. Ich leide deinetwegen." Natürlich verbannen wir solche Themen ins Unterbewusstsein und Unbewusste, weil sie für uns nicht annehmbar sind.

Jeder Autoritätskonflikt, den wir haben, ließe sich zu unserem Autoritätskonflikt mit Gott zurückverfolgen. Die Angst, die wir in uns tragen, verrät den verborgenen Kampf, der in uns stattfindet. Ich habe in meiner langjährigen Arbeit auf dem Gebiet der Heilung herausgefunden, dass wir jedes Thema, das wir bezüglich irgendeiner Sache mit einem Menschen haben, immer auch mit Gott haben.

Frage dich mit Bezug auf deinen Schmerz: „Gegen wen kämpfe ich? Und worum geht es dabei?"

Frage dich dann: „Woran gebe ich Gott die Schuld? Worum geht es in meinem Kampf gegen Gott?"

Nimm wahr, dass Gott nicht zurückschlägt. Es liegt nicht in der Natur Gottes, dies zu tun. Gott gibt nur. Er nimmt nicht, auch wenn unsere Projektionen uns das Gegenteil weismachen wollen.

Gott hat uns die Antwort auf das gegenwärtige Problem bereits gegeben. Es liegt in der Natur Gottes, dies zu tun. Wir haben Angst, auf Gott zu hören, denn wir glauben, dass er uns etwas nehmen und Opfer von uns verlangen könnte. Noch einmal: Es liegt nicht in der Natur Gottes, dies zu tun, sondern nur in unserer eigenen. Die vollkommene Liebe, die Gott ist, reicht uns mit vollkommener Liebe die Hand und fordert oder nimmt in keiner Weise. Es liegt einzig in der Natur des Egos, dies zu tun, und anschließend projizieren wir das, was wir selbst getan haben, auf Gott und die Menschen in unserer Umgebung. Darin liegt das Wesen von Schuld, Urteil, Wut und Anklage. Wir müssen es projizieren, weil wir nicht ertragen können, was wir fälschlicherweise über uns selbst glauben.

Es wird Zeit, dass wir uns für unsere Wut und unsere Kämpfe vergeben, denn sie rühren einzig und allein von unserer Projektion her. Unsere Wut ist Wahnsinn. Sie bringt uns um. Es wird Zeit, dass wir dem Ego entsagen und uns als Kind Gottes erkennen. Dann können wir auf die Lösungen hören, die Gott für uns bereithält. Sie funktionieren, wenn wir sie uns zu eigen machen. Vielleicht ist es auch an der Zeit, denen zu vergeben, denen wir die Schuld an Fehlern gegeben haben, die wir gemacht zu haben glaubten – Gott eingeschlossen. Dadurch, dass wir anderen Menschen vergeben, befreien wir sie und uns selbst. Dadurch, dass wir Gott vergeben, öffnen wir uns für seine Wunder und werden von Schmerz befreit.

Lektion 29

Rückenschmerzen heilen

Wähle eine Zahl zwischen eins und sechsundzwanzig. Schreib sie nieder. Wenn dir zwei Zahlen in den Sinn kommen, dann notiere beide. Der Geist spricht in Symbolen, Metaphern und Wortspielen. Deshalb kannst du die Botschaften erkennen, die der Geist dir durch seine diversen Konflikte geben möchte, wenn du die Signale des Körpers zu deuten weißt.

Rückenschmerzen haben insbesondere dann, wenn die Knochen betroffen sind, mit Seelenthemen oder unbewussten Themen zu tun. Die Gelenke stehen für Themen, die mit Integration oder Verbindung zu tun haben, zunächst mit uns selbst und dann mit anderen Menschen. Dasselbe gilt für die Bänder, wobei die Betonung hier aber stärker auf unserer Verbundenheit liegt. Was sich im Körper abspielt, das steht in Beziehung zu dem, was sich im Geist abspielt. Muskeln haben etwas mit unserem Gefühl der Stärke oder Schwäche zu tun. Äußere Überanstrengung weist darauf hin, dass genau dasselbe innen in Bezug darauf stattfindet, wie wir mit Beziehungen (linke Körperseite) und Arbeit (rechte Körperseite) umgehen. Die Hüften haben mit Veränderung zu tun. Das Becken steht für Themen, bei denen es um Flexibilität geht, während das Steißbein mit Themen von Angst, Bedürfnis, Mangel, Verlust und Widerstand zu tun hat (wie Hunde klemmen wir sprichwörtlich den Schwanz zwischen den Beinen ein), deren Ursprung meist in der Kindheit und auf Seelenebene liegt. Es kann auch Selbstangriff zeigen, insbesondere im Hinblick auf Sex. Die Schultern weisen darauf hin, dass wir eine Bürde tragen und alles selber tun wollen, statt Gnade und die Hilfe anderer Menschen anzunehmen. Hals und Nacken stehen für unsere Einstellung, die Verbindung zwischen Ideen, Idealen und Handeln. Der Kopf steht für Denken und Richtung.

Es ist am besten, alle diese Metaphern intuitiv und spielerisch zu ergründen. Wenn wir versuchen, sie zu analysieren, dann verlieren sie ihren Sinn, der darin besteht, den Fluss wiederherzustellen. Aller Schmerz soll uns ablenken und daran hindern, wieder in den Fluss zu gelangen. Alles wird schwer, wenn wir es analysieren, und das dient nur dem Ego.

Rückenprobleme können auch mit den sieben Chakras zu tun haben, die entlang der Wirbelsäule nach oben verlaufen. Probleme, die im Bereich dieser Chakras liegen, können eine Bedeutung haben, die mit dem jeweiligen Chakra zusammenhängt:

> Das erste Chakra, das am Steißbein gelegen ist, hat mit Überleben, Lebenskraft und Sexualität zu tun.
> Das zweite Chakra, das drei Fingerbreit unterhalb des Nabels gelegen ist, steht für Selbstwert und Sexualität.
> Das dritte Chakra, das drei Fingerbreit oberhalb des Nabels gelegen ist, steht für Kraft, Erfolg und Selbstausdruck.
> Das vierte Chakra ist das Herzzentrum und steht für Herzensangelegenheiten und persönliche Liebesthemen.
> Das fünfte Chakra, im Hals gelegen, ist ein zweites Kraftzentrum. Es hat mit Kommunikation, Führungsstärke und unpersönlicher Liebe für alle Menschen zu tun.
> Das sechste Chakra – oder dritte Auge – auf der Stirn zwischen und oberhalb der Augen ist das Zentrum für Denken, Kreativität und Vision, das dich mit deiner Lebensaufgabe verbindet.
> Das Kronenchakra auf dem Scheitelpunkt des Kopfes ist die Öffnung, durch die Gnade in dich einströmt.

Auch hier ist es wichtig, bei jedem Chakra und seiner Bedeutung deine Intuition zu nutzen, um herauszufinden, ob es eine Bedeutung für dich hat. Eine alte und bewährte Methode besteht darin, einen Satz laut auszusprechen, um zu hören, ob er wahr klingt. Du kannst zum Beispiel sagen: „Meine Rückenschmerzen haben mit meinem Gefühl der Unwürdigkeit und der Aufopferung zu tun." In dem Maße, in dem diese Aussage wahr ist, wird sie sich für dich wahr *anhören* und *anfühlen*.

Schau dir nun die Zahl an, die du aufgeschrieben hast, und finde heraus, welche Bedeutung sie in Verbindung mit den nachstehenden Aussagen für dich hat. Die Zahlen stehen in synchronistischer Beziehung zu deinen Rückenschmerzen und ihrer Dynamik. Wenn du mit den Zahlen und ihrer jeweiligen Bedeutung irgendwann vertraut geworden bist, kannst du sie auf Karten schreiben, aus denen du ziehen kannst, um deine Zahl zu finden.

Manchmal gibt es mehrere Schichten, die geheilt werden müssen, insbesondere dann, wenn es um Rückenschmerzen geht.

1. Widerstand: Du versteifst dich gegen das, was geschieht.
2. Aufopferung: Du hast dir eine große Last aufgeladen.
3. Rache: Du zahlst es jemandem hinterrücks zurück.
4. Verrat: Du hast das Gefühl, dass jemand dir in den Rücken gefallen ist.
5. Rückzug, Trennung: Du ziehst dich vom Leben, von anderen Menschen, von dir selbst und vom Göttlichen zurück.
6. Wut: Jemand oder etwas hat dich in Harnisch gebracht.
7. Burnout: Es bricht dir das Kreuz.
8. Festhalten: Du schaust immer rückwärts.
9. Opfer: Du fühlst dich zurückgesetzt.
10. Gier, Bedürfnis, Mangel: Du „katzbuckelst", um etwas zu bekommen oder zu nehmen.
11. Mangel an Rückhalt: Du hast nicht das Gefühl, dass die Menschen in deiner Umgebung dir den Rücken stärken.
12. Angst: Du machst einen Rückzieher.
13. Ablehnung einer Person oder Sache: Du kehrst ihr den Rücken zu.
14. Verletztheit: „Nimm das, was du gesagt oder getan hast, zurück. Es hat mir einen Schlag in den Rücken versetzt."
15. Hinterlist, Angst vor bösen Überraschungen: Wenn es dich nicht von vorne erwischt, dann erwischt es dich hinterrücks.
16. Schuldgefühle wegen Gaben, weil du beispielsweise glücklicher, begabter oder erfolgreicher bist als andere Familienmitglieder: Du hältst dich selber zurück.
17. Die Folge von Schwelgen: ein Trink-„Gelage".
18. Selbstentäußerung, Selbstpreisgabe, Leichtsinn: Du hältst deinen Rücken hin.
19. Mangel an Beherztheit, Willenskraft oder moralischer Stärke: Du hast kein „Rückgrat".
20. Verzweifelt, in die Enge getrieben: mit dem Rücken zur Wand.
21. Zurückschlagen, weil man glaubt, Unrecht erlitten zu haben: zum Rückschlag oder Gegenschlag ausholen.
22. Angst vor deiner Lebensaufgabe und Bestimmung. Mangel an Verpflichtung: Du legst den Rückwärtsgang ein.
23. Groll: Du versteifst dich.
24. Verlassenheit: Du hast keinen Rückhalt mehr.

25. Starrsinn, Stolz, Unnachgiebigkeit: Du bist nicht bereit, einen Rückzieher zu machen.
26. Überwältigtsein: „Du brichst mir das Kreuz."

Wenn du herausgefunden hast, mit welchem Thema deine Rückenschmerzen zu tun haben, dann frage dich, wie alt es sich anfühlt: alt, uralt oder uranfänglich. Alt steht für Themen, die mit Kindheit und Familie zu tun haben, während uralt mit Ahnen- oder Seelenmustern zusammenhängt. Uranfänglich steht für den Ausgangspunkt – den Ort, an dem wir das Ego erschaffen haben.

Denke eine Weile über dein Thema nach.

Vergib dir dann selbst dafür, dass du dieses Thema auf den Körper verlagert hast, und auch für das Thema selbst. Vergib allen anderen Menschen, die anwesend waren, als dieses Thema in Gang gesetzt wurde oder sich verstärkt hat. Vertraue dabei deiner Intuition.

Übergib diese Angelegenheit dem Himmel. Sobald du die volle Verantwortung für deine Rückenschmerzen und ihr Thema übernommen hast, übergib sie dem Himmel, damit er sie ungeschehen machen kann.

Nimm nach zwei Tagen wahr, wie du dich fühlst. Wähle dann eine andere Zahl, und wiederhole die Übung.

Lektion 30

Geben heilt Schmerz

Alle unsere inneren Blockaden oder Konflikte rufen Schmerz hervor. Geben bringt uns in den Fluss zurück. Schmerzen sollen uns von dem ablenken, was geheilt werden muss. Geben richtet uns auf unsere Beziehung zu den Menschen in unserer Umgebung aus. Geben kann helfen, wobei es unerheblich ist, ob unser Schmerz körperlicher oder emotionaler Natur ist. Auch wenn körperliche und emotionale Schmerzen mitunter aus der tiefsten Tiefe unseres Geistes hochkommen, kann fortwährendes Geben sie klären, Schicht um Schicht, und so dazu beitragen, den Schmerz in Schach zu halten, während die Wurzeln geheilt werden.

Auf welche Weise können wir geben? Wir können Gebete, gute Wünsche, Geld, Zeit, Hilfe, Vergebung, Gaben, Liebe und Freundschaft geben. Du kannst intuitiv fragen, wer deine Hilfe braucht, und dir vorstellen, dass dein Schmerz dich von dem Menschen trennt, der dir in den Sinn kommt. Gib ihm durch deinen Schmerz hindurch Liebe, gute Wünsche und die Gaben, die er braucht, bis sie bei ihm angekommen sind. Wenn deine Schmerzen dadurch nicht aufgelöst werden, wiederhole die Übung mit einem weiteren Menschen, der dir in den Sinn kommt. Mitunter gibt es viele Schichten, die durch Geben geheilt werden müssen. Manchmal bringt die Natur der Schmerzen es mit sich, dass du sie durch die Hilfe, die du anderen Menschen zuteil werden lässt, nur in Schach halten kannst. Es kann sein, dass wir große innere Gaben geben müssen, um einem anderen Menschen zu helfen und gleichzeitig unseren Schmerz aufzulösen. Dazu gehören Liebe, Vertrauen, Glück, Fülle, Freundschaft und noch tausend andere Dinge, die dir vielleicht in den Sinn kommen. Diese Gaben trägst du alle in dir. Wenn du nicht gleich erkennst, welche Gabe der Mensch braucht, an den du gedacht hast, dann öffne eine der Türen in deinem Geist, die deine Aufmerksamkeit besonders anzieht. Dahinter wartet die Gabe, die der betreffende Mensch braucht. Nimm sie an, und teile sie mit ihm. Du kannst auch eine Gabe des Himmels empfangen, die der Himmel ihm durch dich geben möchte. Der Preis, den du dafür bezahlst, dass du sie gibst, besteht lediglich darin, dass auch du sie empfängst. Teile die Gabe mit dem Menschen, der in größerer Not ist als du selbst. In der Regel kannst du diese Übung ganz einfach von Geist zu Geist durchführen, obwohl es bisweilen auch sein kann, dass du aufgefordert wirst, eine materielle Gabe zu geben oder zu einem Menschen in Not hinzugehen. Urteile loszulassen kann sich auf dich und andere Menschen besonders positiv auswirken. Sie brauchen Hilfe, und du gibst sie und erhältst dadurch die Hilfe, die du brauchst. Geben heilt Schmerz.

Lektion 31

Selbstliebe

Alle Krankheit rührt von einem Mangel an Selbstliebe her. Schmerz geht noch einen Schritt darüber hinaus, weil er eine Form von direktem Selbstangriff ist. Schmerz rührt von einem inneren Konflikt her, der so gravierend geworden ist, dass wir uns als Folge davon selbst bestrafen. Selbstliebe ist hier der heilende Balsam, der den Schmerz zu lindern vermag. Selbstliebe ist das, woran es gemangelt hat. Sie beendet die Trennung und Abspaltung, die an der Wurzel von Krankheit liegen. Trennung und Abspaltung von einem anderen Menschen beginnen mit Trennung und Abspaltung in uns selbst. All das fällt fort, wenn wir erkennen, wie wichtig Selbstliebe ist. Fang jetzt damit an, dich selbst zu lieben. Selbstliebe verbindet uns wieder neu mit uns selbst, mit anderen Menschen und mit dem Himmel.

Nimm dir ein wenig Zeit, um dich dir selbst zuzuwenden.

Wie kannst du dir selbst mehr geben?

Was verhindert, dass du dich selbst lieben kannst?

Entscheide dich dafür, es loszulassen.

Finde die Anhaftung, die den Schmerz verursacht, und lass sie los, denn sie kann dir nur schaden. Wende dich dir selbst zu. Segne dich selbst. Selbstliebe verbindet dich neu, integriert einen Teil der Trennung in deinem Bewusstsein und beendet einen Teil des Konflikts. Das kann deinen Schmerz lindern.

Verbringe nun fünf Minuten damit, dich selbst zu lieben. Wenn es dir schwer fällt, bitte um die Hilfe des Himmels, damit du es schaffst. Schenke dir anschließend diese fünf Minuten.

Kehre nun in eine Zeit in deinem Leben zurück, in der du sehr große Schmerzen, einen schlimmen Herzensbruch oder große Not erfahren hast. Liebe dich selbst fünf bis zehn Minuten oder so lange, wie du brauchst, um an diesem Ort von Frieden erfüllt zu sein.

Nimm dir in der kommenden Woche jede Stunde – immer zur vollen Stunde – eine Minute lang Zeit, um dich selbst zu lieben. Wenn du sehr beschäftigt bist und deine volle Aufmerksamkeit auf etwas anderes richten musst, dann reicht auch ein kurzer Moment. Oft ist es jedoch so, dass du in dem, was du tust, fortfahren und dich trotzdem bewusst lieben kannst.

Lektion 32

Dich selbst lieben

Krankheit und Verletzungen weisen auf einen Ort hin, an dem wir uns selbst nicht lieben. Schmerzen spiegeln auf ganz ähnliche Weise einen Ort wider, an dem wir uns nicht nur selbst nicht lieben, sondern uns sogar aktiv angreifen. Wofür, glaubst du, hast du es verdient, angegriffen zu werden? Was es auch immer sein mag – es ist nicht die Wahrheit. Du bestrafst dich selbst, und du bist in einer Verschwörung des Selbstangriffs und möglicherweise in einer Verschwörung der Krankheit gefangen. Sie sollen dich von deinen Gaben und deiner Lebensaufgabe fernhalten. Sie sind ein Zeichen dafür, dass du der Tagesordnung des Egos gefolgt bist, aber das Ego, das auf Täuschung beruht, liebt dich nicht.

Es ist an der Zeit, genau das umzukehren. Du kannst dich selbst heilen, indem du dich selbst liebst. Du hast dich schon so oft in deinem Leben preisgegeben. Dadurch, dass du dich selbst liebst, kannst du nicht nur dich selbst zurückgewinnen, sondern zugleich die Kraft erlangen, auch andere Menschen zu lieben. Sonst verfällst du, wenn du anfängst, jemanden zu lieben, sehr leicht in Aufopferung statt in das wahre Geben, das von Liebe herrührt. Um dich selbst zu lieben, öffne ganz einfach dein Herz und gib dir selbst.

Überlege heute, welches die zehn schlimmsten Zeiten deines Lebens waren. Wähle dann die erste und schlimmste dieser zehn Situationen. Stelle dir vor, dass du wieder an diesem Ort bist. Liebe dich selbst. Verpflichte dich dir selbst. Heiße jeden Teil deiner selbst wieder willkommen, den du in dieser Zeit verloren hattest. Liebe dich selbst, bis alle Urteile fortfallen, die du über dich selbst hattest. Liebe dich selbst, bis die Liebe sich auf alle Menschen erstreckt, die in dieser Situation anwesend waren, und sie sich selbst lieben können. Liebe dich selbst, bis sogar die Wurzeln dahinschmelzen, die zu dieser Situation geführt haben. Wenn du dich in der vergangenen Situation selbst liebst, dann vergrößerst du die Selbstliebe, die du in deiner jetzigen Situation empfindest. Es öffnet Kanäle der Liebe, die von dir selbst, von anderen Menschen und vom Göttlichen zu dir selbst führen.

Wähle anschließend die zweite der zehn schlimmsten Situationen deines Lebens. Entscheide dich wiederum für dich selbst, und verpflichte dich dir selbst. Sei dir selbst treu, und liebe dich selbst. Heiße alle verlorenen Selbstanteile wieder willkommen. Liebe dich auch hier wieder selbst, bis deine Selbstliebe sich auf alle Menschen erstreckt, die an dieser Situation beteiligt waren, und sogar die Wurzeln zum Schmelzen bringt, die zu der Situation geführt haben.

Kehre anschließend zu den acht anderen schlimmen Zeiten deines Lebens zurück. Liebe dich selbst, und wiederhole in jeder dieser Situationen die oben beschriebenen Schritte.

Zum Schluss liebe dich selbst in der gegenwärtigen Situation, bis du die Freude der Selbstliebe in deinem Leben spüren kannst.

Lektion 33

Der Schmerz des Älterwerdens

Ach! Die vielen Wehwehchen und Schmerzen, die damit verbunden sind, dass wir älter werden. Sie sind ganz natürlich, oder? Wir werden älter, und Verschleiß stellt sich ein. Das ist einfach so, oder? Vielleicht – nur vielleicht – gibt es jedoch eine Alternative, die nicht nur natürlich, sondern übernatürlich ist.

Es liegt in unserer Natur, über Begrenzungen hinauszugehen, und dies geschieht in dem Maße, in dem das menschliche Bewusstsein sich weiterentwickelt. Es geschieht, ohne dass wir etwas zu tun brauchen. Wir persönlich können allerdings nicht mehrere tausend Jahre darauf warten, dass diese Evolution stattfindet. Die Schmerzen und die Wehwehchen des Älterwerdens sind bei uns vielleicht schon jetzt am Werk, sodass wir jetzt eine Veränderung zum Besseren brauchen.

Wir wollen uns deshalb also mit dem gegenwärtigen Moment befassen.

1. Zunächst ist es ratsam, alle persönlichen Glaubenssysteme aufzugeben, die du über das Älterwerden hast. Du solltest außerdem alle Glaubenssysteme über das Älterwerden loslassen, die du möglicherweise aus dem kollektiven Bewusstsein der übereinstimmenden Realität aufgeschnappt hast. Lass sie einfach los. Hör auf, in sie zu investieren. Du kannst sie natürlich auch in die Hände Gottes legen. Er glaubt auch nicht an sie. Er glaubt an keine Art von Begrenzung. Werde Mitglied in seinem Team.

2. Fange anschließend an, für dich selber zu manifestieren, insbesondere vor dem Schlafengehen am Abend und direkt nach dem Aufwachen am Morgen. Visualisiere, fühle, spüre und höre, dass du dich den kommenden Tag über jung, lebendig und kraftvoll fühlst. Entscheide dich für einen glücklichen Tag, einen Durchbruch, einen mühelosen, gnadenvollen, gesunden Tag. Sieh und spüre ihn so lebhaft wie möglich. Wolle ihn von ganzem Herzen! Nimm dir dafür abends und morgens fünf

Minuten Zeit. Bitte um einen gnadenvollen Tag. Bitte um die Gabe der Verjüngung. Das ist es, was der Himmel für dich in Wirklichkeit will. Wolle es ebenso. Wolle es für deinen Partner oder einen Elternteil, der an den Auswirkungen des Älterwerdens oder einer Krankheit leidet. In dem Maße, in dem du anderen Menschen auf diese Weise gibst, gibst du auch dir selbst.

3. Frage dich intuitiv: „Wem könnte ich vergeben, damit es mir gesundheitlich besser geht?“ Stelle dir vor, dass dieser Mensch vor dir steht. Stelle dir vor, dass jemand, dem du helfen möchtest, neben dem betreffenden Menschen steht. Blicke über den Körper und die Persönlichkeit des Menschen, dem du helfen willst, hinaus. Stelle dir vor, dass du sehen kannst, wie dein inneres Licht sich mit seinem inneren Licht verbindet. Schau nun den Menschen an, dem du vergeben musst. Blicke über seinen Körper und seine Persönlichkeit hinaus auf sein inneres Licht. Stelle dir vor, dass dein inneres Licht und das Licht deines Freundes oder deiner Freundin sich nun mit dem Licht dieses Menschen verbinden und zu einem einzigen Licht werden.

4. Stelle dir vor, dass du durch Raum und Zeit schwebst und zu einem Vorfall zurückgelangst, der an der Wurzel deines Schmerzes liegt und der deinen Alterungsprozess in der Gegenwart beschleunigt. Frage dich:
   Wenn du es wüsstest, wie alt warst du?
   Wenn du es wüsstest, wer war anwesend, als es geschah?
   Wenn du es wüsstest, was ist damals geschehen?
   Wenn du es wüsstest, welche Entscheidung hast du damals getroffen, die jetzt negative Auswirkungen auf dich hat?
   Wenn du es wüsstest, welche Lektion wolltest du anstelle der Negativität lernen, die du stattdessen angenommen hast?
   Welche Gabe wird dir vom Himmel gegeben, die dir dabei helfen soll, diese Situation zu heilen und positiv zu transformieren?
   Empfange diese Gabe zusammen mit der Gnade, die dir an diesem Ort in der Vergangenheit zuteil wird. Teile die Gabe dann mit allen Menschen, die mit dir an dieser Situation beteiligt waren. Wenn die Situation dadurch nicht umfassend gebessert wird, dann harrt noch eine weitere Gabe darauf, dass du sie empfängst. Nimm sie an, und teile auch sie mit allen an der Situation beteiligten Menschen, bis alle von Freude erfüllt sind.

Lektion 34

Den Teil lieben, der schmerzt

Es ist mittlerweile bewiesen, dass wir die Chemie unseres Körpers durch unsere Gedanken verändern können. So können wir beispielsweise dafür sorgen, dass Blut zu bestimmten Muskelgruppen hinströmt, indem wir uns vorstellen, dass wir in Bewegung sind.

Liebe ist das stärkste positive Gefühl, das wir kennen, und daher hat sie auch die stärkste Wirkung, wenn es darum geht, Schmerzen zu lindern oder gar eine Heilung zu bewirken. Wenn dein Schmerz einen Ort zeigt, an dem du dich angreifst, dann wäre es sinnvoll, dich dort zu lieben, statt dich anzugreifen.

Die nächste Übung ist ganz einfach. Plane für den kommenden Monat jeden Tag morgens und abends jeweils fünf Minuten für sie ein. Wenn du möchtest, kannst du sie außerdem jederzeit im Laufe des Tages oder der Nacht durchführen, auch wenn es nur für wenige Sekunden ist. Konzentriere dich auf den Bereich deines Körpers, der dir die größten Probleme bereitet. Liebe ihn. Sei dankbar für ihn. Erkenne, was er dir in deinem Leben gegeben hat. Erwärme dich für ihn. Freunde dich mit ihm an. Höre ihm zu. Mache ihm Mut. Er hat eine Botschaft. Er ist in Not. Gib ihm. Durchströme ihn mit Liebe. Sage ihm, dass du ihn liebst. Nimm wahr, wie Liebe zu diesem Teil deiner selbst aus deinem Herzen hervorströmt. Mache eine Meditation für dich selbst daraus. Es kann sein, dass der Konflikt, der deinen Schmerz hervorgerufen hat, hochkommt, während du deinem Körper gibst. Liebe dich durch den Schmerz hindurch.

Manche Menschen berichten, dass Gefühle von Selbsthass, Selbstabscheu oder Traurigkeit hochkommen, wenn sie diese Übung zum ersten Mal durchführen. Mitunter kommt auch nur Widerstand hoch. Verurteile diese Gefühle nicht, und laufe auch nicht vor ihnen davon. Sie sind in Wahrheit sogar sehr hilfreich, weil sie ein Teil dessen sind, was deinen Schmerz verursacht. Liebe diese Aspekte. Liebe den Teil deiner selbst, der dich verabscheut oder verurteilt. Liebe ihn, bis er schmilzt. Verbringe die restliche Zeit damit, den schmerzenden Bereich deines Körpers zu lieben.

Gewichtsprobleme oder Probleme mit Müdigkeit können eine Auswirkung auf den gesamten Körper haben. Falls du daran arbeitest, liebe deshalb einfach deinen ganzen Körper. Frage dich abends, wie alt das leidende Selbst in dir ist. Betreue dieses Selbst. Wertschätze es. Liebe dieses Selbst, bis es dein jetziges Alter erreicht hat und in dir wieder mit der Ganzheit verschmilzt. Manche Menschen berichten, dass sie ein Wesen in sich liebten, das ihnen vollkommen fremd schien. Es wird dich verlassen und dorthin gehen, wo es hingehört, wenn du es nur genug liebst.

Liebe den Bereich deiner selbst, der schmerzt. Er spiegelt sowohl körperlich als auch mental einen Bereich deiner selbst wider, der Hilfe braucht. Gewähre ihm diese Hilfe. Bitte den Himmel darum, dir seine Liebe zu dir durch die Liebe zu schenken, die du dir selbst schenkst.

Lektion 35

Aus dem Traum erwachen

Ein Kurs in Wundern sagt, dass unser Leben ein Traum ist. Das entspricht dem, was der Buddhismus über die Welt glaubt. Ich habe entdeckt, dass dieses Konzept nicht nur wahr, sondern auch sehr praktisch ist, wenn es darum geht, alltägliche Situationen zu heilen. In den 1970er Jahren hatte ich große Freude daran, Techniken zu lernen und zu entwickeln, die dazu dienen sollten, Träume als die Tore zum Unterbewusstsein und Unbewussten zu transformieren. Anfang der 1980er Jahre erkannte ich schließlich, dass auch das Leben ein Traum ist und dass alle Traummethoden deshalb sehr wirkungsvoll auf den Alltag angewendet werden können.

Träume sind Wunscherfüllung. Wir brauchen doch nur einmal unsere Träume einer einzigen Nacht zu betrachten, um zu erkennen, wie chaotisch und widersprüchlich unsere Wünsche sind. Unsere Wünsche rühren entweder von Bedürfnissen oder von Neugierde her, aber die Wirkung ist dieselbe. Sie erzeugen die Wachträume und die Schlafträume unseres Lebens.

In *Ein Kurs in Wundern* heißt es, dass die ursprüngliche Trennung vom Einssein aus Neugierde begann. Jemand sagte: „Ich frage mich, wie es wäre, getrennt zu sein." Und alle vergaßen, über diesen Witz zu lachen. Das hatte zur Folge, dass wir eine Welt der Trennung geträumt haben. Soweit ich es aufgrund meiner Arbeit in den Tiefen des Geistes beurteilen kann, ist die ursprüngliche Abspaltung ein Ort, an dem entsetzlicher Schmerz und entsetzliche Sinnlosigkeit herrschen – ein Ort, an dem wir unseren Wert aus den Augen verloren haben. Er ist die Geburtsstätte des Egos, und wir tragen seine Wurzeln noch immer in uns. Dies war die ursprüngliche „dunkle Nacht der Seele". Statt dann aber aus Bereitschaft und dem Wunsch danach einfach wieder für das Einssein zu erwachen, fingen wir an, den Schmerz zu dissoziieren, und flüchteten uns tiefer in den Traum. Je tiefer wir in den Traum dieser Welt vordrangen, die wir aus unserem Urteil erschufen, umso größer wurde die Spaltung und umso stärker erfuhren wir uns nicht nur als getrennt, sondern auch als tiefer im Schlaf versunken. Jetzt kehren wir durch einen Prozess des Erwachens zum Einssein zurück. Jedes Erwachen führt zu einer Erfahrung von tieferer Liebe und größerer Einheit.

Es ist so leicht, im Wachzustand zu glauben, der Traum sei real, vor allem dann, wenn wir leiden. Und gerade dann ist es am wichtigsten, uns ins Gedächtnis zu rufen, dass wir träumen. Ebenso einfach, wie wir unsere nächtlichen Träume beim Aufwachen als unwirklich loslassen, können wir auch unsere Wachträume loslassen und zu einer vollkommeneren Welt und schließlich zum Einssein erwachen.

Aufzuspüren, was uns dazu gebracht hat, unseren leidvollen Traum zu träumen, kann uns dabei helfen, ihn loszulassen. Stelle dir die folgenden Fragen und vertraue den Antworten, die du erhältst.

Wenn ich wüsste, was dieser schmerzhafte Traum mir zu tun erlaubt, dann ist es ....

Wenn ich wüsste, was ich nicht zu tun brauche, weil dieser schmerzhafte Traum mir die Ausrede dafür liefert, dann ist es ....
....

Wenn ich wüsste, worin ich permanent schwelgen kann, weil dieser schmerzhafte Traum es mir erlaubt, dann ist es ....
.... (sei vor allem auf der Hut vor Formen des Schwelgens, die mit Autoritätskonflikt oder mit emotionalem Schwelgen zu tun haben).

Wenn ich wüsste, auf welche Weise dieser leidvolle Traum mir dabei hilft, meiner Lebensaufgabe aus dem Weg zu gehen, dann ist es durch ....
....

Wenn ich wüsste, welcher Gabe ich mehr als allem anderen aus dem Weg gehe, indem ich in diesem schlechten Traum verharre, dann ist es ....
....

Wenn ich wüsste, aus welchem Grund ich dieser Gabe aus dem Weg gehe, dann deshalb, weil ich ....

Wenn ich wüsste, was ich durch diesen schmerzhaften Traum zu bekommen oder zu erreichen versuche, dann ist es ....

Wenn ich wüsste, an wem ich mich räche, indem ich diesen schmerzhaften Traum habe, dann ist es ....

Wenn ich wüsste, welche geträumte Schuld ich mit meinem geträumten Schmerz zu bezahlen versuche, dann ist es ....

Wenn ich wüsste, an welcher Anhaftung ich mittels dieses schmerzhaften Traums festhalte, dann ist es ....

Sobald du einige der Motive erkennst, die sich hinter deinem schmerzhaften Traum verbergen, bist du vielleicht motiviert, diesen Traum loszulassen, weil er ein schlechtes Geschäft ist.

Es ist hilfreich, wenn du wirklich erwachen willst. Wolle es von ganzem Herzen. Je mehr du wirklich erwachen *willst*, umso mehr *wirst* du wirklich erwachen. Statt kleiner Erfahrungen des Erwachens kannst du große Erfahrungen des Erwachens machen und dir auf diese Weise viel Zeit sparen.

Mache das Erwachen heute zu deinem obersten Ziel. Wünsche es dir von ganzem Herzen. Wünsche dir mit jeder Faser deines Seins, aus diesem Traum des Schmerzes zu erwachen.

Lektion 36

Die Auswirkungen von Projektion

An der Universität habe ich mich auch sehr eingehend mit Philosophie befasst, die auf ihrer tiefsten Ebene anhand von Modellen aufzeigt, wie die Realität funktioniert. Als ich die Bachelor-Prüfung ablegte, hatte ich bereits unzählige Weltbilder kennengelernt. Ich selbst bevorzugte zu der Zeit das heroisch-kreative Weltbild des Existenzialismus. Das letzte Studienjahr war allerdings noch nicht einmal halb vorbei, als mir der frühreife Gedanke kam, alle Weltbilder daraufhin zu untersuchen, welchem von ihnen die höchste Belohnung innewohnte. Trotz der zahllosen Möglichkeiten schien zunächst klar, dass ich mich letztlich für das existenzialistische oder das kosmische Weltbild entscheiden würde. Als ich alle diese Weltbilder betrachtete, fiel meine Wahl aber ganz zweifelsfrei auf eine spirituelle Sicht auf die Welt. Unvermittelt schwenkte ich von der heroisch-kreativen, aber sinnlosen Welt des Existenzialismus zu dem neu erwachten Sinn, der daher kam, dass ich mir eine spirituelle Weltsicht zu eigen machte.

Nachdem ich die ehrwürdigen Mauern der Universität verlassen hatte und in die Welt hinausgegangen war, wollte ich in zunehmendem Maße wissen, was Veränderung bewirken und den Menschen helfen konnte, ihr Leiden zu überwinden. Deshalb war ich zutiefst dankbar, als ich *Ein Kurs in Wundern* entdeckte. Dieses Buch war nicht nur das spannendste Werk, das ich jemals auf den Gebieten von Psychologie, Philosophie oder Theologie gelesen hatte, sondern zudem auch noch praktisch anwendbar. Es war nicht nur von großem praktischem Nutzen für mich selbst, sondern gab mir die Möglichkeit, auch anderen Menschen zu helfen. Die Prinzipien von *Ein Kurs in Wundern* waren im Alltag anwendbar. Sie brachten mich dazu, viele Techniken zu entwickeln, und zu den mächtigsten dieser Techniken zählt die Projektion.

Ich habe bereits an früherer Stelle darüber gesprochen, dass Groll an der Wurzel jedes Problems liegt. Die Wut dieses Grolls ist sowohl nach außen als auch nach innen gerichtet. Die Tatsache, dass es ihn gibt, haben wir möglicherweise verdrängt, sodass uns gar nicht bewusst ist, dass wir ihn in uns tragen.

In China habe ich einmal mit einer Frau gearbeitet, die ihre Schwester als äußerst toxisch beschrieb. Wir führten eine einfache Projektionsübung durch, die darin bestand, wahrzunehmen, worum es bei dieser Projektion ging, die Projektion zurückzuziehen und zu erkennen, ob die Frau sich entweder genauso verhielt wie ihre Schwester oder ob sie diese Verhaltensweisen kompensierte. Sie hatte die Verhaltensweisen zum größten Teil kompensiert und war zunächst sehr entrüstet darüber, dass ich anzudeuten wagte, sie trage diese Selbstkonzepte als Schattenfiguren in sich. Sobald sie die Verhaltensweisen als ihre eigenen Selbstkonzepte erkannte, stand sie vor einer einfachen Entscheidung. Ich zeigte auf, wie sie sich für diese Verhaltensweisen selbst quälte, und erklärte, dass sie jetzt die Wahl habe, sich entweder weiter zu quälen oder sich aus der Folterkammer zu befreien und ihrer Schwester zu helfen. Bei jeder Projektion entschied sich die Frau dafür, jemandem zu helfen, der die Rolle ihrer Schwester spielte. Später berichtete sie mir, dass ihre Schwester während der folgenden zwei Monate auf wundersame Weise verändert war. Danach entwickelte sie andere toxische Verhaltensweisen, die aber bei weitem nicht mehr so schlimm waren wie zuvor.

Ich habe schon oft erlebt, dass die Partner von Klienten, mit denen ich arbeitete, endlich aufhörten, meine Klienten körperlich, emotional oder mental zu missbrauchen, sobald es diesen gelungen war, ihr eigenes Muster des Selbstangriffs zu heilen. Indem wir der Schuld abschwören und stattdessen persönliche Verantwortung übernehmen, erlangen wir die Möglichkeit und die Macht, uns selbst, einen anderen Menschen und auch eine Situation zu verändern, weil sie nur eine Projektion unseres eigenen Geistes ist.

Unter Schichten von Dissoziation und Leugnung haben wir so viel vor uns selbst verborgen, dass wir tatsächlich glauben, das, was wir in der Welt erfahren, sei aus sich heraus real und nicht nur unsere eigene Projektion. Dem Prinzip der Projektion zufolge glauben wir jedoch das, was wir sehen, weil wir es projiziert haben. Das heißt, dass wir alles, was wir sehen und erleben, bereits über uns selbst glauben müssen. Wir haben einen Teil unserer selbst verurteilt und zurückgewiesen, ihn von unserem Bewusstsein abgespalten, verdrängt und ihn dann auf einen anderen Menschen oder auf eine Sache projiziert.

Das heißt, dass letztlich wir selbst derjenige sind, gegen den wir den Groll hegen und mit dem wir in Wirklichkeit ein Problem haben. Durch ihren Angriff auf uns zeigen andere Menschen uns unseren Mangel an Selbstliebe, unseren Selbstangriff und sogar unseren Selbsthass. Sie sind unsere eigenen Schattenfiguren. Sie sind unsere eigenen Selbstkonzepte, Anteile unseres

Bewusstseins, die wir in uns vergraben haben. Genau deshalb ist Vergebung immer auch Selbstvergebung.

Ein Kurs in Wundern sagt: „Was du projizierst, das glaubst du.“ Wir glauben das, was wir projizieren, und haben es in uns selbst bereits verurteilt und angegriffen, wenn wir jemand anderen dafür verurteilen und angreifen. Und wir glauben auch noch, dass wir das Recht haben, es zu tun.

In Wahrheit betreibst du Spiegelfechterei. Du kämpfst nur gegen den Menschen, den du im Spiegel siehst, und du weißt, was geschieht, wenn du den Spiegel zerbrichst. Es ist an der Zeit, dass du erkennst, gegen wen du in Wirklichkeit kämpfst. Es ist an der Zeit, dass du den Selbstangriff und Selbstkonflikt aufgibst, die zu deinen Problemen mit der Außenwelt und nun mit deinem Körper geführt haben.

Segne heute dich selbst und jeden Menschen, der dir vermeintlich zuwiderhandelt. Erkenne, dass du deinen Selbstangriff aufgeben musst, um gesund und sowohl innen als auch außen mit der Welt in Frieden zu sein.

Stelle dir vor, dass die Menschen, die du hasst oder auf die du wütend bist, vor dir stehen. Schreib die Eigenschaften auf, die du an ihnen nicht ausstehen kannst. Es sind die Eigenschaften, die du an dir selbst hasst. Du wirst feststellen, dass du dich entweder selbst so verhältst oder diese Verhaltensweisen verborgen hast und genau gegenteilig handelst. Wenn du sie auf diese Weise kompensiert und vor dir selbst geleugnet hast, dann bist du wütend und gekränkt darüber, dass jemand andeutet, du könntest so sein wie der Mensch, den du hasst.

Stelle dir vor, dass es deine eigenen Verhaltensweisen sind. Nimm sie an. Vergib ihnen und dir selbst. Lass sie los, indem du dir sagst, dass sie keine große Sache sind. Segne sie, und nimm die Energie wieder in dich auf, die deine negativen Selbstkonzepte gestärkt hat, sodass du sie nun positiv nutzen kannst. Wenn du es tust, dann wirst du auch den anderen Menschen in einem vollkommen neuen Licht sehen. Du wirst ihn und dich selbst befreit haben.

Wähle heute drei Menschen, auf die du wütend bist oder die du verurteilst, und übe dich darin, sie anzunehmen. Vergib ihnen und dir selbst. Lass diese Verhaltensweisen los, indem du dir sagst, dass sie keine große Sache sind. Verurteile weder sie noch dich selbst. Was du in ihnen bewusst befreist, das befreist du bei dir selbst im Unbewussten. Segne sie, und nimm ihre Energie in dich auf. Auf diese Weise erklärst du euch beide für unschuldig.

Wähle nun drei Menschen aus der Vergangenheit und wiederhole diese Übung mit ihnen.

Lektion 37

Heilen, was nicht ganz ist

„Wenn ein Bruder sich als krank wahrnimmt,
nimmt er sich als NICHT GANZ
und daher als BEDÜRFTIG wahr.“

EIN KURS IN WUNDERN, T-7.II.1.

Damit jemand Schmerz erfahren kann, muss er zuerst Bedürftigkeit erfahren. Ohne Bedürftigkeit gibt es im Leben nichts, dem man Widerstand entgegensetzen müsste, der den Schmerz hervorruft. Schmerz stellt deshalb eine doppelte Spaltung dar. Die erste Spaltung rührt von einem Ereignis her, bei dem die Verbundenheit verloren ging. Dies bringt uns in eine Situation, in der wir uns als bedürftig erfahren und versuchen, etwas zu bekommen, um dieses Gefühl auszugleichen. Der Versuch, etwas zu ***bekommen***, ist eine Form von Widerstand, die dazu führen kann, dass wir eine Niederlage erleiden. Der Versuch, etwas zu ***bekommen***, erzeugt seinen eigenen Widerstand in einem Bereich, in dem wir ganz einfach zulassen könnten, dass wir empfangen, aber der Verlust unserer Verbundenheit hat unser Bewusstsein in Bezug auf das Empfangen gespalten und uns das Gefühl gegeben, unwürdig zu sein. Anderenfalls wäre es ganz leicht für uns, alles zu haben. Weil unser Bewusstsein gespalten ist, haben wir Angst, dass wir das, was wir brauchen, nicht bekommen, aber gleichzeitig haben wir Angst, dass wir es bekommen. Verletzungen und Rückschläge, die daher rühren, dass wir bei dem Versuch, etwas zu ***bekommen***, eine Niederlage erlitten haben, werden verstärkt und verstärken ihrerseits nun unseren Widerstand.

Auf der tiefsten Ebene des Geistes tragen wir noch die ursprüngliche Erfahrung der Trennung, den Verlust des Einsseins, in uns. Dies hat zu Seelenmustern verlorener Verbundenheit geführt, die ihrerseits Widerstand und Dissoziation hervorgerufen haben. Trennung führt zu Versagen bei dem Versuch, unsere Bedürfnisse erfüllt zu bekommen, und zwar deshalb, weil wir nicht empfangen können. Der Grund liegt in dem gespaltenen Bewusstsein, das aus dem Konflikt herrührt, der zum Verlust der Verbundenheit geführt hat. Wenn es dir gelingt, dieses Muster an irgendeinem Punkt zu durchbrechen, kannst du dem Schmerz dadurch Einhalt gebieten.

Heile den Widerstand, und du beendest den Schmerz.

Heile das Bedürfnis, und du heilst das, was zu dem Schmerz geführt hat.

Heile die Trennung, und du stellst die Verbundenheit wieder her.

Heile die ursprüngliche Trennung, und du stellst das Bewusstsein für das Einssein wieder her, das am Beginn der Zeit verloren ging.

Wir wollen nun Schicht um Schicht die Bedürfnisse heilen, die durch Getrenntheit entstehen, und mit jedem Schritt ein höheres Maß an Ganzheit bewirken. Diese Übung kann die tiefsten Wurzeln der Trennung heilen, die Schmerz erzeugen. Zuerst wollen wir die Verletzung heilen, die zu deinem Schmerz geführt hat.

Wenn du wüsstest, wann diese Verletzung begonnen hat, dann war es vermutlich ....

Wenn du wüsstest, wer an der Situation beteiligt war, als du diese Verletzung und Niederlage erlitten hast, dann war es vermutlich ....

Wenn du wüsstest, was du von dem betreffenden Menschen bekommen wolltest, dann war es vermutlich ....

Du kannst dich nur dann verletzt fühlen, wenn du versucht hast, etwas zu nehmen. Was sollst du dem betreffenden Menschen stattdessen geben? Stelle dir diese Frage intuitiv, denn es kann eine Seelengabe sein, die du erst noch ans Licht bringen musst. Stelle dir vor, wie du diese Gabe öffnest und sie mit dem Menschen teilst, von dem du etwas bekommen wolltest. Du wirst feststellen, dass die Verletzung oder zumindest eine Schicht davon verschwindet.

Um die nächste Ebene zu erreichen, frage dich, wann das ursprüngliche Bedürfnis entstanden ist, das zu dem Versuch geführt hat, etwas zu bekommen, und wer daran beteiligt war. Frage dich auch hier wieder, welches Bedürfnis du erfüllt haben wolltest und welche Gabe du stattdessen auf einer Seelenebene mit dir gebracht hast, um die Verbundenheit mit diesem Menschen wiederherzustellen. Teile diese Gabe energetisch mit ihm.

Kehre nun zu dem Ort in deinem Leben zurück, an dem du einen großen Verlust erlitten hast. Stelle dir vor, dass das Licht, das du in dir trägst, reiner Geist ist, und dehne es auf alle Menschen und Dinge in deiner Umgebung aus. Wiederhole diese Übung, bis die Situation von Freude erfüllt ist oder sich in Licht verwandelt.

Wiederhole die Übung anschließend mit jeder schmerzhaften Situation, die du in der Vergangenheit erfahren hast oder gerade erfährst.

So kannst du auch zur Erfahrung des so genannten „Sündenfalls“ zurückkehren, in dem der Traum der Getrenntheit begonnen hat. Gehe in die Stille. Bitte den Himmel darum, dich erwachen zu lassen, indem er dich wieder neu mit der Liebe und dem Licht verbindet, die das Einssein sind. Jeder Erfolg, den du in diesem Bereich erzielen kannst, wird dir anstelle der Trennung des Egos, die Schmerz erzeugt, ein Gefühl der Freude zurückgeben.

Lektion 38

Frei von Schuld, frei von Schmerz

Wir könnten niemals Schmerz empfinden, wenn wir uns nicht in irgendeiner Weise schuldig fühlen würden. Wir bestrafen uns selbst für all die Dinge, deretwegen wir uns schlecht fühlen. Das Maß, in dem wir uns wegen einer Sache schlecht fühlen, entspricht dem Maß, in dem wir eine bestimmte Lektion nicht gelernt haben. Das führt dazu, dass wir von Schwere und Selbstangriff geplagt werden, sobald wir versuchen, in irgendeiner Weise voranzukommen. Das alles könnten wir ändern, indem wir einfach anerkennen, dass die Schuld, die den gegenwärtigen Schmerz in unserem Leben erzeugt, ein Fehler ist.

Schmerz ist nicht das, was Gott für uns will, sondern das, was das Ego für uns will, und das Ego sagt uns, dass Bestrafung das ist, was Gott für uns will. Wir erklären Gott, er solle ganz unbesorgt sein, und sorgen selbst dafür, dass die Bestrafung durchgeführt wird. Schuld und Selbstbestrafung können auf der geistigen Ebene nicht wahr sein, weil sie auf körperlicher und auf psychologischer Ebene eine zerstörerische Wirkung haben. Das könnte niemals Gottes Wille sein, der nur das will, was ein liebender Vater für uns wollen könnte. Schuld und Selbstbestrafung stärken unser Ego. Gott würde niemals die Illusion des Egos fördern, ebenso wenig wie Schuld und Schmerz, die Illusionen, die das Ego stärken. Das ist ganz offenkundig das Werk unseres Egos. Deshalb wollen wir uns verpflichten, alle Schuld loszulassen, die wir aufdecken. Alles, was ein schlechtes Gefühl hervorruft, ist Schuld. Das bedeutet, dass jede negative Emotion auch die Gefühle von Schuld in sich trägt.

Die folgende Übung ist hervorragend dazu geeignet, Schuld aufzuspüren, um sie dann loszulassen.

Erkenne, dass jedes schlechte Gefühl aus der Vergangenheit nun auch Schuld ist. Alte Verletzungen, Herzensbrüche, Verlust, Scham oder Traumata, die du in dir trägst, können dazu führen, dass du dich schlecht fühlst, und wenn du dich wegen irgendetwas schlecht fühlst, dann ist das Schuld, und du bestrafst dich für diese Schuld. Beginne mit deiner Ursprungsfamilie. Stelle dir folgende Frage immer und immer wieder, und nimm wahr, was dir als Antwort in den Sinn kommt. Verpflichte dich, jede Schuld loszulassen, die du aufspürst.

Im Hinblick auf meine Familie fühle ich mich schlecht, weil ....

Wenn du dir die Frage mindestens ein Dutzend Mal gestellt hast und schließlich keine Antworten mehr kommen, frage dich:

Will ich mich schuldig fühlen, oder will ich, dass alles das nun geheilt wird? Will ich mich weiterhin schlecht fühlen und mich selber bestrafen, oder will ich stattdessen Liebe empfinden?

Entscheide dich dafür, das schlechte Gefühl ganz einfach loszulassen, indem du es in die Hände Gottes legst, damit er es für dich auflöst.

Wähle nun eine andere Kategorie, beispielsweise Beziehungen. Danach kannst du durch einzelne Bereiche gehen, wie etwa Sex, Geld, Konkurrenz, Integrität, körperliche oder emotionale Tyrannei, Arbeit, Schule, Gesundheit, Lebensaufgabe, Manipulation, und so fort. Denke daran, dass du dich zwar schlecht gefühlt haben magst, als du zum Opfer gemacht wurdest, dass du dich aber schon schlecht gefühlt haben musst, ehe du zum Opfer gemacht wurdest, weil Opfersein eine verbreitete Form der Selbstbestrafung ist.

Wiederhole die Übung danach mit Menschen: Partner, Mutter, Vater, Geschwister, Kinder, Verwandte, Schulkameraden, Freunde, Arbeitskollegen, frühere Liebes- oder Sexpartner, Abtreibungen, Todesfälle, und so weiter.

Entscheide dich nach jeder Kategorie wiederum dafür, deine schlechten Gefühle loszulassen, indem du einfach alles in Gottes Hände legst. Dies kann dir den Schmerz ersparen, der von Selbstbestrafung herrührt, weil er auf denkbar mühelose Weise befreit wird.

Lektion 39

Kein Schmerz mehr

Warst du jemals an einem Ort, an dem du das, was dort geschah, so satt hattest, dass tief in dir etwas zerbrach und du ein stummes „Es reicht!" ausstießest, in dem die ganze Kraft deines Herzens und deines Geistes in deinem Willen verschmolzen? Von diesem Tag und diesem Zeitpunkt an hast du niemals mehr zugelassen, dass du in das zurückfielst, was du so entschlossen hinter dir gelassen hattest. Ich kannte einmal einen neun Jahre alten First-Nations-Jungen, der in das Zimmer des Mannes marschierte, der ihn fast jede Nacht missbrauchte und vergewaltigte, und genau das mit einer solchen Endgültigkeit sagte, dass der Missbrauch sofort aufhörte. Einige Tage später wurde der Junge von einer Bande, die sein Peiniger ihm auf den Hals gehetzt hatte, fast zu Tode geprügelt und verbrachte sechs Monate im Krankenhaus, aber er hatte endgültig genug davon gehabt, sexuell missbraucht zu werden, und gesagt: „Es reicht!"

Es wird Zeit, dass du deine eigene Kraft anrufst. Nutze die Kraft deines Geistes. Nutze alle Willenskraft, die dein Herz aufzubringen vermag, und sage: „Es reicht! Dies ist weder Gottes Wille für mich, noch ist es mein eigener Wille. Ich will und werde davon frei sein."

Verschmilz dein Herz und deinen Geist zu einer einzigen Kraft und setze sie für dich selbst ein: ein Herz, ein Geist, ein Wille, vereint mit dem Willen Gottes:

„Es reicht!"

Mache diese Worte zu deiner Hymne. Mache sie zu deinem Mantra. Mache sie zu deinen Worten der Kraft.

„Es reicht! Ich will und werde frei sein!"

Lektion 40

Sieh dich selbst, wie Gott dich sieht

Uns so zu sehen, wie Gott uns sieht, bedeutet, dass wir uns als das kostbare Kind Gottes erkennen. In Gottes Augen haben wir alle guten Dinge verdient. Gott kann uns nicht Schmerzen wünschen und zur gleichen Zeit ein liebender Vater sein, und er *ist* ein liebender Vater. Als wir das Paradies des Einsseins verließen, ließ unsere Trennung die dunklen Emotionen der Schuld entstehen. Da wir weder die Schuld noch die Trennung ertragen konnten, projizierten wir, dass es Gott war, der uns aus dem Paradies vertrieb und grausam zu uns war. Doch die Kraft der Liebe, die Gott ist, könnte so etwas niemals tun und dennoch die Kraft der Liebe oder Gott bleiben. Unsere Schuld hat eine Welt der Bestrafung entstehen lassen, und in dieser Welt haben wir uns selbst gekreuzigt. Durch unseren Glauben, Gott habe uns aus dem Paradies in eine Welt der Schmerzen und des Todes geworfen, haben wir uns von ihm abgeschnitten. Gott als der Vollkommene kann aber nur das erschaffen, was vollkommen ist. Deshalb konnte er keine Welt des Todes erschaffen und hat dies auch nicht getan. Er will nur, dass wir uns erinnern und zum Einssein zurückkehren, wenn wir die unwiderstehliche Anziehungskraft der Liebe zur höchsten Liebe spüren, die uns irgendwann schließlich zum Einssein zurückführen wird.

Sieh dich heute so, wie Gott dich sieht – unschuldig und geliebt. Lass es so sein. Spüre Gottes Liebe. Spüre, was du verdienst. Erkenne dich selbst als das kostbare Kind Gottes, das in seinem Sein ruht.

Lektion 41

Die Kreuzung von Leben und Tod

Ich habe im Laufe der Jahre mit vielen Menschen gearbeitet, die an einer tödlichen Krankheit litten oder eine starke Todesversuchung hatten. Vor etlichen Jahren habe ich eine Übung entwickelt, um die Einstellung eines Menschen zum Leben oder zum Tod zu messen. Die Einstellung eines Menschen ist von entscheidender Bedeutung, denn sie bestimmt die Richtung, in die dieser Mensch geht. Wenn er in Richtung Tod geht, ohne sich dessen völlig bewusst zu sein, dann wird es Zeit, dass er erkennt, was er tut, und eine neue Entscheidung trifft. Du kannst diese Entscheidung allein treffen, indem du so viel Willenskraft wie möglich für eine neue und wahrere Entscheidung aufbringst, kannst dazu aber auch um die Hilfe des Himmels bitten.

Betrachte nun das nachstehende Gitternetz.

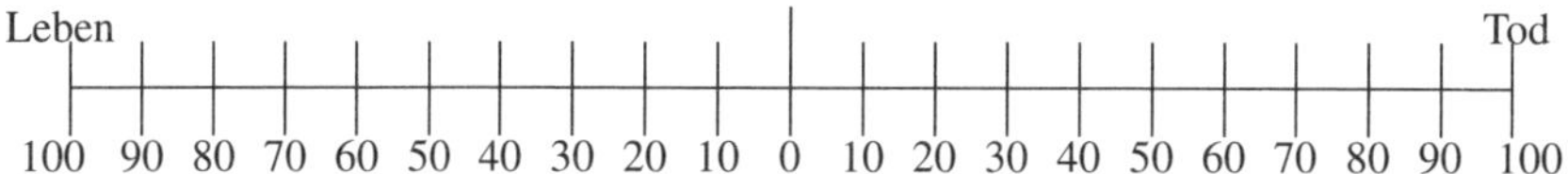

Während du es anschaust, stelle dir vor, dass du sehen kannst, an welchem Punkt du stehst und ob du in Richtung Leben oder in Richtung Tod gehst. Welche Richtung soll es sein? Entscheide dich für diese Richtung. Verpflichte dich dieser Richtung. Wolle sie von ganzem Herzen. Integriere alle verborgenen – oder weniger verborgenen – Anteile, die selbstzerstörerisch sind, mit den positiven Anteilen, die einen neuen Anfang machen wollen. Bitte um die Hilfe des Himmels, und empfange sie in deiner Entscheidung für das Leben.

Lektion 42

Schmerz als Abwehrmechanismus

Sowohl körperlicher als auch emotionaler Schmerz sind Abwehrmechanismen, die das Ego benutzt, um sich zu schützen. Schmerz soll das Ego verteidigen, indem er uns angreift. Er verteidigt das Ego gegen die Richtung, die uns befreien würde, und die Gabe, die unter dem Konflikt verborgen liegt, der den Schmerz verursacht. Bei einem Konflikt stoßen zwei Bereiche unseres Bewusstseins auf äußerst unangenehme Weise aneinander.

Schmerz ist eine Ablenkung und die aufreibendste Art von Ablenkung noch dazu. Unsere Aufmerksamkeit richtet sich fast immer auf unseren Schmerz, sodass es dem Ego erfolgreich gelingt, uns aufzuhalten. Würden wir uns aber einmal einen Augenblick lang Zeit nehmen, um zu erkennen, auf welche Weise das Ego unseren Schmerz gegen uns einsetzt, dann würden wir allmählich auch sehen, dass das Ego nicht unser Freund ist und dass wir den Vertrag, den wir mit ihm abgeschlossen haben, nicht mehr länger einzuhalten brauchen. Würden wir diesen Vertrag darüber hinaus einer näheren Prüfung unterziehen, dann würden wir erkennen, dass er mit unserem Tod endet, der vom Ego ins Werk gesetzt wird.

Nachdem es uns jahrelang den Teufelskreis aus Überlegenheit und Unterlegenheit eingeflüstert hat, fängt das Ego schließlich auch noch an zu glauben, dass es zu gut für uns sei. Würden wir das Kleingedruckte in unserem Vertrag mit dem Ego lesen, dann würden wir erkennen, dass der Vertrag durchweg Schwindel ist und dass das Ego uns nichts gegeben hat, was uns wirklich glücklich gemacht hätte. Das Ego sollte uns helfen, uns in dieser Welt zurechtzufinden, und eigentlich hätte es im Alter von achtzehn oder neunzehn Jahren die Kontrolle über unser Leben abgeben sollen. Das hat es jedoch nie getan.

Wenn du Schmerzen hast, dann bitte um den Weg, der hinausführt, und lass zu, dass deine Intuition dir den Weg zeigt, der in die Freiheit führt. Bitte um die Gabe, die das Ego verborgen hat, nimm sie an und erlaube ihr, dir den Frieden zu bringen, der auf dich gewartet hat. Schmerz begrenzt uns auf die körperlichen und emotionalen Aspekte des Lebens, aber der geistige Aspekt übertrifft sie bei weitem. Frage dich, welche Gabe der Himmel bereithält, die dich segnen und deinen Schmerz beenden kann. Sowohl die Wahrheit als auch der Himmel sind auf deiner Seite.

Lektion 43

Schmerz entsteht, wenn der Fluss zum Stillstand kommt

Wenn der Fluss zum Stillstand kommt, dann deshalb, weil sich ein zu hohes Maß an Konflikt oder Widerstand aufgebaut hat. Es gibt eine Reihe von Prinzipien, die uns in den Fluss zurückbringen und gleichzeitig den Schmerz lindern können. Das wirksamste Prinzip, das ich diesbezüglich entdeckt habe, ist Geben. Wenn wir einen Moment in uns hineinhorchen, dann können wir herausfinden, wer unsere Hilfe braucht, wem wir geben und was wir dem betreffenden Menschen geben sollen. Manchmal ist die Blockade so groß, dass du die Übung mehrmals wiederholen musst, aber im Grunde genommen ist sie ganz einfach. Meine Erfahrungen mit Menschen, die körperliche Schmerzen haben, sind nicht ganz so weitreichend, aber ich habe erlebt, dass diese Übung selbst bei den Menschen funktioniert, die extrem großen seelischen Kummer leiden. Menschen, die sie praktiziert haben, um körperliche Schmerzen zu lindern, haben unterschiedliche Erfolge damit erzielt.

Ein anderer Weg, den Fluss wiederherzustellen, besteht darin, Dankbarkeit und Wertschätzung gegenüber anderen Menschen zum Ausdruck zu bringen, insbesondere gegenüber den Menschen, die uns intuitiv in den Sinn kommen, wenn wir fragen, wem wir Dankbarkeit oder Wertschätzung zeigen sollen.

Vergebung ist ein weiteres wichtiges Prinzip, um den Fluss wiederherzustellen. Da der Fluss durch Schuld, Urteil, Groll und Selbstangriff blockiert wird, ist Vergebung das perfekte Gegenmittel gegen diese Fehler. Vergebung befreit uns selbst und den, dem wir vergeben. Frage, wem du vergeben sollst, und bitte um die Gnade des Himmels, damit sie dir hilft, es zu tun. Wenn du dich selbst angreifst, dann wirst auch du befreit, wenn du anderen Menschen vergibst. Vergib dem Schmerz sowie allen Menschen und allen Dingen, die dir in den Sinn kommen.

Vertrauen ist ebenfalls ein Weg, der uns von den Blockaden befreien kann, die den Fluss zum Stillstand gebracht haben, denn wie Vergebung, so heilt auch Vertrauen die Angst, die unter jedem Ort verborgen liegt, an dem der Fluss zum Erliegen gekommen ist.

Auch Liebe und Bereitschaft heilen Angst, sodass wir in den Fluss zurückgelangen können, indem wir allen Menschen in unserer Umgebung unsere Liebe schenken und allen Menschen, die uns in den Sinn kommen, Liebe senden. Auch Bereitschaft bringt uns dort voran, wo die Angst uns gehemmt hat. Je größer der Schmerz, umso größer ist die Angst. Bereitschaft bringt uns voran, und wenn der Schmerz groß ist, dann kann ein großes Maß an Bereitschaft uns helfen, zum nächsten Kapitel in unserem Leben voranzuspringen. Empfangen kann die Blockade, die den Fluss zum Stillstand gebracht hat, ebenfalls auflösen. Empfange, was der Himmel dir geben möchte. Schmerzen und Blockaden sind nicht das, was der Himmel für dich im Sinn hat. Er hält ein Gegenmittel bereit, wenn du offen dafür bist.

Auch Gaben besitzen die Fähigkeit, den Fluss wieder in Gang zu bringen. Welche Gaben möchte der Himmel dir geben, die deinen Schmerz ersetzen sollen? Empfange sie. Welche Gaben sollst du einem anderen Menschen geben? Nimm intuitiv wahr, wer es ist und worin die Gabe besteht, die du ihm geben sollst. Stelle dir vor, dass du diese Gabe in deinem Geist öffnest. Nimm sie an, und teile sie liebevoll mit dem betreffenden Menschen.

Lektion 44

Die Suche nach den Wurzeln

Ich habe entdeckt, dass wir unsere traumatischen und schmerzhaften Erlebnisse auf einer Seelenebene selbst geplant haben. Diese Ebene ist unser Unbewusstes oder unser Seelenbewusstsein. Unsere Traumata sind die Folge unerledigter Geschäfte, die wir mit uns herumtragen, und Lektionen, die wir uns in diesem Leben selbst als Aufgabe gegeben haben, um sie zu lernen. Was noch nicht abgeschlossen wurde und entweder vergraben oder so groß ist, dass wir keine andere Möglichkeit haben, damit umzugehen, erfahren wir in Form eines traumatischen Erlebnisses. Dadurch werden die Emotionen und die noch ungelernte Lektion freigesetzt, die tief in unserem Bewusstsein vergraben waren. Wenn solche Emotionen hochkommen, dann bringen sie nicht nur Schuld mit sich, sondern auch die indirekten Schuldgefühle, die von all den negativen Emotionen herrühren. Sie führen dazu, dass wir uns schlecht fühlen, und haben die gleiche dunkle Wirkung wie Schuld. Was also vielleicht einmal als Herzensbruch oder Verlust begonnen hat, wird dann mit Schuld verbunden und erzeugt abwärts gerichtete Teufelskreise der Selbstbestrafung. Wir alle tragen Verstecke aus vergrabenem Schmerz, vergrabenem Widerstand und vergrabener Schuld in uns, die wir verdrängt haben. Wäre dem nicht so, dann wären wir nicht nur glücklich, sondern hätten außerdem bereits die Erleuchtung und den Zustand des Einsseins erlangt.

Dass unbewusster Schmerz hochkommt, der in der Psychiatrie als Hauptprozess bezeichnet wird, erkennen wir daran, dass die Stärke des Schmerzes uns buchstäblich in die Knie zwingt. Ich möchte hier einmal einige der Verstecke unbewussten Schmerzes aufzählen, die ich im Laufe der Jahre entdeckt habe. Nachdem ich diese Orte viele Male mit meinen Klienten besucht hatte, erkannte ich sie allmählich an den Namen, die ich ihnen gegeben habe: der Ozean der Traurigkeit, die großen Ängste, die schamanischen Prüfungen, der Abgrund, Schmerz des heiligen Feuers, die großen Kriege, Wertlosigkeit, Versagen, die Prüfungen der Meisterschaftsebene, der Friedhof, die Leere, die Höllen, die dunkle Nacht der Seele, Bedeutungslosigkeit, dunkle Geschichten, andere Leben, Verschwörungen, Schatten, Ahnenmuster, Autoritätskonflikt, Wutanfall, eine „Nummer“, Götzen, das kollektive

Unbewusste, das kollektive Ego, das Astrale und der ursprüngliche Schmerz der ersten Trennung oder des „Sündenfalls".

Bei allem, was Schmerz erzeugt, blüht das Ego geradezu auf. Der Schmerz lenkt uns vom Leben, von unserer Lebensaufgabe und von der Gnade ab, die uns zuteil wird. Wenn der Schmerz uns in die Knie zwingt, verlieren wir die Fähigkeit zur Konzentration. Angesichts der zahllosen karmischen Fallen, bei denen es sich um die Muster unseres Handelns in der Vergangenheit handelt, kann schnell Verwirrung entstehen. Sogar von Krishna heißt es, er solle gesagt haben, die vierundsechzig Karmas hätten ihn verwirrt. Vor vielen tausend Jahren entdeckten die Hindus, dass diese Karmas die Wurzeln und Muster dessen sind, was uns Probleme verursacht.

Die meisten Menschen müssen gar nicht genau wissen, wo ihre Themen jeweils herrühren. Sie wollen nur dem Schmerz endlich Einhalt gebieten. Daher rate ich ihnen zu einer einfachen Übung des Loslassens, die wie folgt durchgeführt wird:

> Ich lege meinen Schmerz in die Hände Gottes.
> Ich lege meine Angst in die Hände Gottes.
> Ich lege meine falschen Entscheidungen der Vergangenheit und der Gegenwart in die Hände Gottes.
> Ich lege alle Wurzeln, die diesem Schmerz zugrunde liegen, in die Hände Gottes.
> Ich lege meinen Geist in die Hände Gottes.
> Ich lege meine Zukunft in die Hände Gottes.

Du kannst dich auch einfach dafür entscheiden,

1. deinen Schmerz,
2. deine falschen Entscheidungen,
3. die Wurzeln dieses Schmerzes

loszulassen. Triff dann eine Entscheidung für die Wahrheit sowohl für dich selbst als auch für deine Zukunft.

Wenn du hingegen die Wurzeln deiner Themen finden möchtest, dann wähle eine Zahl zwischen eins und dreiundzwanzig. Wähle danach eine zweite Zahl zwischen eins und dreiundzwanzig. Abschließend wähle noch eine dritte Zahl, die zwischen eins und dreiundzwanzig liegt.

Die Zahlen stehen für folgende Bedeutungen:

1. *Der Ozean der Traurigkeit*: ein ungeheuer großes Versteck unbewussten Verlusts und unbewusster Traurigkeit, das jedoch von unseren Selbstkonzepten zugedeckt wird.
2. *Die großen Ängste*: Ängste, Schrecken und andere mit unseren größten Ängsten verbundene Emotionen, die ins Unbewusste verbannt werden.
3. *Schamanische Prüfung*: Wir wagen alles, um auf eine neue Bewusstseinsstufe zu gelangen, wenn wir Erfolg haben. Wenn wir versagen, dann fühlen wir uns, als ob uns das Herz herausgerissen würde.
4. *Der Abgrund*: einer der dunklen, tiefen und beängstigenden Orte der Leere in uns, der kein Ende zu haben scheint.
5. *Schmerz des heiligen Feuers*: Unser Schmerz ist so groß, dass er uns in die Knie zwingt. Er rührt von den tiefsten Spaltungen unseres Bewusstseins her.
6. *Wertlosigkeit und ursprüngliches Versagen*: sehr große Verstecke ursprünglicher Schuld.
7. *Der Friedhof*: Hier haben wir „Selbste“ und sogar Teile von „Selbsten“ begraben, die gestorben sind.
8. *Die Leere*: Dies ist ein sogar noch tieferes schwarzes Loch im Bewusstsein als der Abgrund.
9. *Die Höllen*: Dies sind Orte tief empfundener Qual und Selbstfolter tief in unserem Bewusstsein.
10. *Dunkle Geschichten*: Dies sind die dunklen und schmerzhaften Drehbücher, die ***wir*** geschrieben haben.
11. *Andere Leben*: Dies sind Seelenmuster, die wir noch nicht geheilt haben und die jetzt negative Auswirkungen auf uns haben. Ob es sich dabei um metaphorische Geschichten handelt, die das Bewusstsein erfunden hat, ähnlich unseren Träumen, oder um Tatsachen, entscheidest du selbst.
12. *Verschwörungen*: Dies sind Fallen, die wir selbst aufstellen, um irgendeine falsche Belohnung zu bekommen, und jetzt hat es den Anschein, als ob es keinen Ausweg daraus gäbe.
13. *Schatten*: Aspekte oder falsche Glaubenssätze über uns selbst, die wir verdrängen, für die wir uns aber trotzdem bestrafen. Wir verurteilen etwas in uns, spalten es ab, verdrängen es und projizieren es auf andere Menschen.

14. *Ahnenmuster*: unerlöste Schmerzen und Konflikte, die durch unsere Ahnen in der Familie weitergegeben werden.
15. *Götzen*: Dinge, die wir zu falschen Göttern erhoben haben. Wir glauben, dass sie uns retten und uns glücklich machen werden.
16. *Wutanfälle*: Wir benutzen dunkle Emotionen oder negative Erfahrungen, um uns auf unreife Weise nachhaltig zu beklagen.
17. *Eine „Nummer"*: ein Spiel, das du auf einer unbewussten Ebene spielst und das dich selbst und andere Menschen bestraft. Es ist in der Regel stark durch passive Aggression geprägt.
18. *Aufsässigkeit*: Autoritätskonflikt auf der tiefsten Ebene.
19. *Sinnlosigkeit*: Ohne Liebe und den Sinn des Himmels gibt es nur den Sinn, den wir der Welt zugewiesen haben, um ihre Sinnlosigkeit zuzudecken.
20. *Dunkle Nächte der Seele*: Orte tiefen Leidens und tiefster Dunkelheit, an denen wir Gott nicht mehr erfahren. Die erste Nacht der dunklen Seele begann mit dem so genannten „Sündenfall".
21. *Uranfänglicher Schmerz*: Dies ist Schmerz, der von unserer ersten eingebildeten Abspaltung vom Einssein herrührt. Das Herausfallen aus dem Einssein führte zum physischen Universum und zu einem Glauben an den Körper als unserer Identität. Dies ist eine Ebene unerträglicher Qual und Pein.
22. *Kollektives Ego*: das Prinzip der Trennung, des Etwas-Besonderes-sein-Wollens und der Konkurrenz. Diese Prinzipien führen zu allem Schmerz, der im Universum existiert.
23. *Das Astrale*: Aspekte des uralten Egos, die darum kämpfen, zu beherrschen und zu besitzen, und die den Prozess der Verbindung und der Heilung behindern, der zum Einssein führt. Das Astrale enthält die dunkle Energie der dämonischen und dunklen Götter.

Lass die Dynamiken los, die bei dir am Werk sind. Lege sie in die Hände Gottes oder deines höheren Bewusstseins, damit sie geheilt werden können.

Lektion 45

Anspruch auf ein schmerzfreies Leben erheben

Schmerzen sorgen häufig dafür, dass wir unsere Ausrichtung verlieren, und sie machen uns schwach und verletzlich. Das ist Teil der Taktik unseres Egos, den Schmerz zu benutzen. Unsere gesamte Aufmerksamkeit richtet sich auf den Schmerz, sodass wir schwerfällig und unüberlegt sind, was unser restliches Leben betrifft. Wir mussten einen Schlag einstecken, aber wir versuchen dennoch, weiterzugehen. Schmerz trennt uns von uns selbst und schneidet uns außerdem von der Gnade und ihrer Kraft ab. Sind wir uns dieser Tatsache bewusst, können wir ihr durch unser Handeln jedoch entgegenwirken. Wir können den Mut und die Kraft aufbringen, Anspruch darauf zu erheben, dass unser Geist frei sein soll.

Anspruch auf etwas erheben ist eine Kraft des Geistes, die gebietet, dass das, was uns gehört, uns auch gehören soll. Sie fordert das, was wir verdienen. Wir können Anspruch darauf erheben, unsere Kraft und unsere Ausrichtung zurückzuerlangen und nicht den Auswirkungen des Schmerzes ausgesetzt zu sein. Wir können Anspruch auf Gnade und auf die Hilfe des Himmels erheben. Wir können Anspruch auf alles erheben, was wir auch nur im Geringsten für glaubwürdig halten. Wenn wir zum Beispiel glauben, dass der Schmerz sofort aufhören kann, können wir Anspruch darauf erheben. Wenn nicht, dann können wir Anspruch auf den Glauben erheben, es zu erreichen. Wir können Anspruch auf alles erheben, was unser Geist annehmen kann. Wir können Anspruch darauf erheben, dass der Schmerz jeden Tag weniger wird oder dass ein Medikament oder eine Behandlung gefunden wird, die unseren Schmerz lindert und unser Leiden beendet.

Meine Frau litt seit einem Skiunfall vor etwa dreißig Jahren an einem chronischen Nackenproblem, bis sie kürzlich anscheinend auf eine Bewusstseinsebene gelangte, die es uns ermöglichte, einen Chiropraktiker zu finden, der so hervorragende Arbeit leistete, dass sie seither schmerzfrei ist. Du kannst Anspruch auf die Bewusstseinsstufe erheben, die du brauchst, damit du die Person oder die Sache finden kannst, die dich vom Joch deiner

Schmerzen zu befreien vermag. Du verdienst es. Erhebe Anspruch auf das, was Gott dir geben will.

Anspruch auf etwas erheben ist eine der natürlichen Gaben deines Geistes. Es ist eine Kraft, die für dich verfügbar ist, aber nur dann, wenn du sie auch einsetzt. Übe dich darin, bis du sie als ganz natürlich betrachtest.

Lektion 46

Radikales Annehmen

Natürlich willst du nicht leiden. Trotzdem leidest du. Du wärest gerne von deinen Schmerzen befreit, bist es aber nicht. Es ist an der Zeit, deinen Zustand anzunehmen – einen Zustand des Schmerzes. Radikales Annehmen ist eine fortgeschrittene spirituelle Technik, mit Schmerz umzugehen. Versuche nicht, etwas zu ändern. Veränderung ist unmöglich. *Du* kannst dich nicht von deinem Schmerz befreien, weil das *Du*, das du zu sein glaubst, nicht nur Schmerzen hat, sondern Schmerz ist. In diesem Zustand gibt es nur noch eine Möglichkeit, und das ist Annehmen. Es ist ein radikales Annehmen, weil du dich vermutlich in einer Situation befindest, in der du lieber nicht wärst. Es ist an der Zeit, den Widerstand aufzugeben. Er hat dir keinen Erfolg gebracht. Dir bleibt nur noch eine einzige Möglichkeit, die zum Erfolg führen kann, und sie besteht darin, dass du die Situation annimmst und deinen Schmerz annimmst. Dies ist jetzt nicht nur deine erste Wahl. Es ist deine einzige Wahl. Hör auf, gegen das zu kämpfen, was geschieht. Nimm es an. Nimm es radikal an. So ist es. So wird es immer sein. Kämpfe nicht dagegen an. Gib auch nicht auf. Nimm es an. Alle möglichen Emotionen können hochkommen. Nimm sie an. Fühle sie. Fliege durch sie hindurch, indem du sie in ihrer ganzen Tiefe erfährst. Mache sie dir zu eigen. Geh nicht weiter. Sei bereit, anzunehmen, dass es von jetzt an immer so sein wird.

Der Widerspruch des Annehmens besteht darin, dass erst dann, wenn du etwas ganz und gar angenommen hast, etwas Neues geschehen kann. Nimm deinen Schmerz also total an. Hör auf, ihm aus dem Weg gehen zu wollen. Geh in ihn hinein. Es ist so, und deshalb kannst du das Pferd genauso gut in die Richtung reiten, in die es ohnehin läuft. Sei tapfer. Fühle den Schmerz. Fühle jede seiner Nuancen. Nimm ihn so an, wie er ist. Dein Annehmen gibt dir die Möglichkeit, damit umzugehen. Also geh mit ihm um. Was du annimmst, darin bleibst du nicht stecken. Habe Mut. Bitte den Himmel um seine Hilfe. Du durchbrichst den schmerzhaften Griff, in dem das Ego dich hält, indem du die Situation so annimmst, wie sie ist. Du leidest, und statt dich dagegen aufzulehnen, sei einfach eins damit. Wenn du dich mit deiner Erfahrung verbindest, entfaltet sie sich, aber nur dann, wenn du ganz in sie hineingehst. Jetzt ist die Zeit dafür. Dies ist der Ort dafür. Es gibt keinen Ort, an den du dich flüchten könntest, und keinen Ort, an dem du dich verstecken könntest. Sei eins mit dem, was ist. Erfahre deine eigene Erfahrung. Fühle das, was du fühlst, rückhaltlos. Es ist der einzige Weg, der hinausführt. Du musst ganz in deine Erfahrung hineingehen. Wenn du es tust, dann wirst du einmal mehr von dem Ort fortkommen, an dem du feststeckst.

Worauf wartest du? Die Zeit der Befreiung ist da. Nimm das, was auf emotionaler und körperlicher Ebene geschieht, radikal an. Warum nicht? Es ist ohnehin das Einzige, was geschieht. Annehmen ist der einzige Weg, der hinausführt. Es ist die Alternative zu dem verborgenen Konflikt, der dich im Leiden festhält und dich niemals freilassen wird. Nimm deinen Schmerz jetzt an. Tu es mit der Hilfe des Himmels. Geh in ihn hinein, und du kannst durch ihn hindurchgehen. Annehmen bewirkt Fluss. Konflikt erzeugt nicht nur Schmerz, sondern hindert dich auch daran, weiterzugehen. Radikales Annehmen entwirrt den Konflikt, sodass neuer Fluss entstehen kann.

Lektion 47

Was Jammer verbirgt

Wenn wir leiden, schrumpft unsere Bewusstheit, und wir sind zu nichts anderem mehr fähig, als irgendwie mit unserem Jammer klarzukommen. Unser Geist zieht sich zusammen, und unsere Welt zieht sich zusammen. Unser Geist wird völlig von unserem Schmerz in Anspruch genommen. Sehr großer Schmerz kann zwar in jedem Stadium der Entwicklung auftreten, aber wenn wir nach den höheren Bewusstseinsstufen greifen, dann bedient sich das Ego des Jammers, um unser Vorankommen zu verhindern. Wenn du niederschmetternden Jammer empfindest, dann wäre es ratsam, zu ergründen, was er verbirgt. Denn wenn du weißt, was er verbirgt, kann er geheilt werden. Wenn du das Problem kennst, ist die Schlacht halb gewonnen. Ich habe bereits darüber gesprochen, dass Schmerz und Probleme dazu dienen, Gaben zu verbergen. Je größer der Schmerz, umso größer die Gabe, die er verbirgt.

Als ich die Bewusstseinsebene der Einheit erforschte, erkannte ich, dass sie von einem extrem hohen Maß an Leiden verteidigt wird. Einheit ist die Bewusstseinsebene, auf der wir in immer stärkerem Maße erfahren, dass alle Dinge miteinander verbunden sind. Als ich begann, die Verzweiflung, die tiefe Einsamkeit, die Entfremdung und den Jammer zu untersuchen, von denen die Ebene der Einheit blockiert wird, entdeckte ich, dass sie auf einer tieferen Ebene einen Wutanfall verbergen und zum Ausdruck bringen. Jammer klagt lautstark und schmerzhaft darüber, dass wir leiden. Bildlich gesprochen werfen wir uns zu Boden und leiden zutiefst, weil irgendein Bedürfnis, das wir haben, nicht erfüllt wird. Und wir sind auch noch bereit zu leiden, um es zu untermauern. Lass uns einen Augenblick darüber nachdenken, was es bedeutet, dass unser Jammer ein Wutanfall ist.

Alle Probleme sind eine Form des Klagens, aber extremes Leiden spiegelt einen Wutanfall wider. Worum geht es bei deinem Wutanfall, und gegen wen ist er gerichtet? Welches deiner Bedürfnisse wurde nicht erfüllt? Wessen Aufmerksamkeit versuchst du zu erlangen? Bei wem beklagst du dich darüber, dass er dir Unrecht getan hat? Du bist verbittert, weil der betreffende

Mensch irgendein Bedürfnis, das du hast, nicht erfüllt hat. Du weigerst dich, darüber hinwegzukommen und erwachsen zu werden, weil du hoffst, dein Wutanfall könne eine Möglichkeit darstellen, dein Bedürfnis erfüllt zu bekommen. Auch wenn der Wutanfall unbewusst ist, ist seine Wirkung auf dein Leben deshalb nicht weniger zerstörerisch.

Sobald du dir dieses Wutanfalls bewusst wirst, stellen sich neuer Fluss und sogar freudige Erregung ein – aber nur dann, wenn du dich deshalb nicht angreifst, denn das ist lediglich ein Trick deines Egos, um den Wutanfall zu behalten. Allerdings ist er noch nicht alles, was den Jammer hervorruft, denn es gibt noch eine tiefere Ebene. Wenn du voll und ganz in deinen Wutanfall eintauchst, dann wirst du allmählich erkennen, dass er ein „Schtick" verbirgt. Dieses jiddische Wort beschreibt eine Ebene des Wutanfalls, die zerstörerisch und selbstzerstörerisch ist. Sie ist fast immer sowohl unreif als auch passiv-aggressiv. Sie legt ein sehr starkes Abwehrverhalten an den Tag, das nach außen und, bei Konfrontation, auch nach innen angreift. Mögliche Symptome sind unter anderem Schmerzen, Krankheit, Geistesgestörtheit oder Versagen. Dein Wutanfall verbirgt das Frohlocken des Egos, das die Situation nutzt, um zu gewinnen, sich selbst aufzubauen und die Menschen in deiner Umgebung zu bezwingen, indem es Hilfe unmöglich macht. Dies spiegelt den an der Wurzel liegenden Autoritätskonflikt mit Gott wider und verbirgt die nächste Schicht des Geistes, die Rebellion ist. Gegen wen rebellierst du? Falls Gott und ein wichtiger Mensch, der dir nahesteht, nicht auf deiner Liste stehen, dann ist sie unvollständig. Denke also eine Weile darüber nach, dass dein Schmerz eine Form von Rebellion ist. Wogegen rebellierst du? Warum hast du beschlossen, dass deine Rebellion diese Form annehmen soll? Willst du bei dieser Einstellung bleiben, oder willst du eine andere Entscheidung treffen?

Es wäre ratsam, einmal zu prüfen, was deine Rebellion verbirgt, denn wenn du das, was sie verbirgt, vorbehaltlos annimmst, dann lösen sich sowohl die Rebellion als auch der damit verbundene Schmerz schnell auf.

Was Rebellion verbirgt, ist Einheit – das Verbundensein aller Dinge. Dies ist ein höherer Bewusstseinszustand, der dir hilft, das persönliche Ego aufzulösen, und vertreibt es von dem Thron, auf den es sich aufgrund deiner falschen Entscheidungen selbst gesetzt hat. In der Einheit erfährst du die Freude, die von der Verbundenheit aller Dinge herrührt.

Wenn du in deinem Bewusstsein jeden Schritt gehst, der vom Jammer wegführt, wirst du feststellen, dass er einer bestimmten Bahn folgt. Der Jammer entfaltet sich zu einem Wutanfall. Wutanfälle führen dich zum verborgenen „Schtick", das dich wiederum zur Rebellion bringt. Wenn du nicht in der Rebellion steckenbleibst, dann liegen darunter die Einheit allen Lebens und die damit einhergehende Freude verborgen.

Folge also dieser Bahn, bis du zur Freude gelangst. Du hast nichts zu verlieren außer deinem Schmerz.

Lektion 48

Mit Prozesskarten arbeiten

Deine Wahrnehmung bestimmt deine Erfahrung. Jede Heilung ist folglich also eine Veränderung der Wahrnehmung. In dem Maße, in dem du eine Veränderung in deinem Geist bewirkst, der die Ursache ist, veränderst du die Welt und deine Erfahrung, welche die Wirkung sind.

Seit 1975 befasse ich mich eingehend mit dem Prozess, also dem Vorgang der Entfaltung oder Entwicklung von Dingen. Am Drogenrehabilitationszentrum der Marine waren zwei Psychiater meine Supervisoren, und das erste Konzept, mit dem sie mich vertraut machten, war das Konzept des psychologischen Prozesses. Es steht dafür, wie Dinge sich in Gruppen- und Einzelsitzungen entfalten. Ich entdeckte bald, dass dieser Prozess sich nicht nur in der Therapie, sondern auch im Leben auf sehr ähnliche Weise entfaltet. Daneben befasste ich mich auch mit I Ging und Tarot und beobachtete, dass diese Symbole in synchronistischer Hinsicht eine Rolle spielen, weil sie widerspiegeln, wie sich das Leben entfaltet. Das brachte mich schließlich dazu, Karten der Heilung zu entwickeln, mit deren Hilfe die Prozesse abgebildet werden können, die sich in unserem Leben und in unseren Problemen entfalten. Ich fand heraus, dass ich Symbole in diesen Fallkarten benutzen konnte, um die Essenz dessen aufzuzeigen, was auf unserer Ebene geschieht.

Bei meiner Arbeit mit den Prozesskarten entdeckte ich, dass eine oder mehrere negative Karten eine positive Karte verbergen konnten. Das bewies, dass *der positive Prozess die Wahrheit ist und dass er durch einen negativen Prozess überdeckt wird.* Der negative Prozess hindert die Dinge nicht wirklich daran, sich zu entfalten, sondern verlangsamt den positiven Prozess einfach nur und lenkt von ihm ab, während er die schmerzhafte Regression zeigt, die hier am Werk ist. Diese negative und schmerzhafte Regression dient in Wirklichkeit dazu, die Wahrheit abzuwehren. Der Beweis dafür ist die positive Prozesskarte, zu der die Entfaltung des negativen Prozesses in allen Fällen führt.

Ich fand heraus, dass diese negativen Karten manchmal zwar tiefe unterbewusste oder unbewusste Fallen widerspiegeln, dass sie aber dennoch mühelos abgelegt oder losgelassen werden können, weil sie einfach Abwehrmechanismen sind. Sie sind nicht die Wahrheit. Sie sind nicht das, was wirklich vor sich geht. Sie verbergen den positiven Prozess. Werden sie losgelassen, dann tritt die nächste Schicht zutage, die wiederum positiv oder negativ sein kann. Wir können also den negativen Prozess so lange immer wieder loslassen, bis wir zum positiven Prozess gelangen, den die Karte widerspiegelt. Dann können wir den positiven Prozess rückhaltlos annehmen, in ihn hineinspringen, als ob er ein Fluss sei, oder ihn durch uns hindurchströmen lassen, um das Leben natürlich und mühelos voranzubringen.

Nachdem du auf der Ebene des positiven Prozesses angekommen bist, kannst du noch eine Karte ziehen, die dir zeigt, welche Gabe du heute für dich selbst bereithältst, um dir bei einem Problem zu helfen. Falls du hier eine negative Karte ziehst, heißt das, dass du eine Gabe mitgebracht hast, um diese negative Sache zu heilen. Falls du also beispielsweise die Karte der *Schuld* ziehst, heißt das, dass deine heutige Gabe für dich selbst die *Heilung von Schuld* ist. Die Karte, die du als Gabe für dich selbst ziehst, ist immer positiv, auch wenn sie negativ ist, weil sie dir deine Gabe zeigt. Wenn du magst, kannst du dir vorstellen, dass du zu dem Ort in deinem Geist gehst, an dem alle deine Gaben als Potenzial schlummern. Es gibt dort unzählige Gaben, aber eine Tür leuchtet besonders hell. Öffne sie und nimm die Gabe von ganzem Herzen an. Lass sie durch dich hindurch- und in dein Leben hineinfließen.

Die nächste Karte, die du ziehst, ist die Gabe, die der Himmel für dich bereithält, um dir in dieser Situation zu helfen. Sie ist natürlich immer positiv. Falls du eine negative Karte ziehst, heißt das, dass dir die Heilung dieser bestimmten, negativen Sache zuteil wird. Empfange diese Karte für dich selbst und dein Leben, ganz gleich, ob sie positiv ist oder die Heilung von etwas Negativem bedeutet.

Du kannst Karten der Heilung benutzen, um bestimmte Fragen zu stellen. Je mehr du lernst, eine Beziehung zu den Karten aufzubauen, umso stärker ist ihre Wirkung. Es gibt natürlich manche Menschen, die sich schnell und mühelos an das Arbeiten mit den Karten gewöhnen, so, als wären sie bereits ihr ganzes Leben lang damit vertraut. Da ein Prozess an der Wurzel dessen liegt, was in einer Situation geschieht, sind Karten sehr hilfreich, um zu zeigen, was vor allem auf unterbewussten und unbewussten Ebenen vor sich geht.

Die Karten sind allerdings nicht unbedingt notwendig. Du kannst auch einfach über den Fluss dessen, was geschieht, nachdenken. Die größten Fallen, die den Fluss zum Stillstand bringen, sind Abhängigkeit, Machtkampf und Paarbildung. Abhängigkeit heißt, dass wir uns auf jemanden verlassen, um unsere Bedürfnisse erfüllt zu bekommen. Ist das der Fall, kann sich das Leben natürlich nur entwickeln, wenn der Gebende sowohl Liebe als auch Fürsorge gibt. Das Kampf-oder-Flucht-Verhalten des Machtkampfs weist ebenfalls auf eine Erfahrung und einen Ort der Angst hin, an dem das Leben sich nicht entfalten kann. Paarbildung ist Etwas-Besonderes-sein-Wollen, das andere Menschen ausschließt und den Entfaltungsprozess innerhalb einer Gruppe zum Stillstand bringen kann. Liebe dagegen würde dazu führen, dass das Paar in höherem Maße auch für alle anderen Menschen in Liebe offen ist. Du kannst über das nachdenken, was geschieht. Ist es positiv, nimm es von ganzem Herzen an. Ist es negativ, erkenne, dass es nicht die Wahrheit ist, und lass es los.

Du kannst die Universelle Inspiration fragen, was in deiner Situation am Werk ist und zu deinem gegenwärtigen Problem geführt hat. Dann kannst du über den Prozess nachdenken oder Prozesskarten ziehen, wobei du alles, was negativ ist, loslässt, bis du zur positiven Ebene gelangst. Wenn du drei oder mehr negative Karten ziehst – die für Schichten der Negativität stehen –, ehe du zur positiven Karte gelangst, dann heißt das, dass bei dir eine Verschwörung im Gange ist. Dies ist eine Falle, die so groß ist, dass es so aussieht, als ob es keinen Ausweg daraus gäbe. Sieben oder mehr negative Karten weisen auf einen Ort zerstörter Träume hin, den wir für gewöhnlich verteidigen, indem wir uns entschieden weigern, uns zu ändern, weil wir uns vor irgendetwas fürchten oder weil wir uns dann der negativen Emotion stellen müssten. Die Tatsache, dass du diese Prozesskarten ziehst oder über deinen Prozess nachdenkst, zeigt natürlich, dass du nun bereit bist, dich mit diesem Bereich zu befassen. Lass einfach jede negative Schicht los, die dir durch die Karten oder den Prozess gezeigt wird, bis du dem negativen Prozess nicht mehr verhaftet bist oder ihm Widerstand leistest. Wenn du den negativen Prozess in Gottes Hände legst, dann weißt du, dass er sich für dich seiner annehmen wird. Lass den ganzen negativen Prozess los, bis du zu dem gelangst, was in Wirklichkeit vor sich geht. Nimm anschließend wahr, wie der Fluss dieses positiven Prozesses durch dich hindurchfließt.

Wenn du bereit bist, ziehe dann eine Karte oder überlege, was deine Seele als Gabe für genau diese Situation mitgebracht hat. Nimm sie an, und freue dich an ihr. Ziehe danach eine Karte für die Gabe, die der Himmel für dich bereithält, und empfange auch sie. Sie zeigt dir, was als Gnade für dich greifbar ist.

Du kannst heilende Karten für das ziehen, was sich bei deinen Freunden entfaltet. Da auf der geistigen Ebene alle Menschen miteinander verbunden sind und die anderen Menschen auf einer unbewussten Ebene lediglich deinen eigenen Geist widerspiegeln, kannst du Prozesskarten für sie ziehen und loslassen, was nicht positiv ist. Du kannst auch Karten ziehen, um die Gabe zu finden, die du in dieses Leben mitgebracht hast, um ihnen zu helfen, und sogar die Gabe empfangen, die der Himmel für sie bereithält. Sie mögen dem Himmel vielleicht Widerstand leisten können, du aber nicht. Empfange die Gabe für sie und teile dann deine Gabe und die Gabe des Himmels mit ihnen auf einer energetischen Ebene.

Es gibt viele Fragen, die du für dich selbst oder einen Freund oder eine Freundin stellen kannst. Du kannst beispielsweise fragen, was erforderlich ist, damit du in dieser Situation ein Wunder vollbringen kannst. Ziehe dann deine Prozess- und Gabenkarten oder bediene dich einfach deiner Intuition, denn dein höheres Bewusstsein hat bereits alle Antworten, die du brauchst.

Du kannst jedes Tarotspiel oder beliebige andere Kartenspiele benutzen, wenn du die Bedeutung der Symbole kennst. Du kannst natürlich auch die von mir entwickelten Prozesskarten verwenden, die in mehreren Sprachen erschienen und im Buchhandel erhältlich sind. In deutscher Sprache sind es die *Karten der Erkenntnis* (ein allgemeines Set heilender Karten), die *Karten der Liebe* und die *Karten der Partnerschaft* (Karten, deren Schwerpunkt auf Beziehungen liegt), die *Karten des Lebens* (die bedeutendsten Geschichten unserer Seele, die wir immer wieder erzählen), die *Karten der Heilung* und die *Karten der Seele.*

Du kannst die Kartensets einzeln oder zusammen oder nur Teile davon benutzen. Die Schönheit der Karten liegt darin, dass sie das nach oben holen können, was dich unterhalb der bewussten Ebene festhält.

Wenn du keine Karten hast, aber trotzdem gleich anfangen möchtest, kannst du dich deiner Intuition bedienen oder dir ein Tarotspiel oder normales Kartenspiel mit einer Anleitung besorgen, in der die Symbole erklärt werden. Benutze sie, um zu spüren und zu erkennen, was auf jeder Ebene vor sich geht, bis du zu deinem positiven Prozess gelangst. Nimm sowohl die heilende Gabe an, die du für dich selbst bereithältst, als auch die Gabe, die der Himmel für dich hat. Das alles kann dazu beitragen, dich in den Fluss zurückzubringen.

Bei extrem chronischen Themen oder Schmerzen rate ich dir, über einen Zeitraum von zweiundzwanzig Tagen kontinuierlich mit den Prozesskarten zu arbeiten. Die Karten sind einfach und unkompliziert, und das ist sehr hilfreich, wenn es darum geht, das zu heilen, was wir vor uns selbst verborgen haben. Du kannst alles, was du nicht haben möchtest, ganz bewusst loslassen.

Auch hier kannst du alternativ ohne die Karten arbeiten und dich einfach auf das einstimmen, was den Prozess ausmacht. Wenn du dich eingehender mit dem Prozess befasst, wird es dir im Laufe der Zeit immer besser gelingen, ihn zu erkennen. Manche Menschen haben ohnehin ein natürliches Bewusstsein für das, was sich entfaltet, wenn sie ihren Geist in diese Richtung lenken.

Lektion 49

Wenn du dich selbst angreifst

Die größte menschliche Sucht besteht darin, uns selbst anzugreifen. Wir greifen uns an, wenn wir uns schlecht fühlen. Wir greifen uns an, wenn wir uns gut fühlen. Wir bestrafen uns, wenn wir Schuld empfinden, und wir bestrafen uns, wenn wir verlieren. Jede negative Emotion, die wir spüren, ist ebenfalls mit Selbstangriff verbunden. Jedes Problem, jeder Unfall oder Rückschlag und aller Schmerz sind Formen von Selbstangriff. Alle Selbstkonzepte und Persönlichkeiten, die wir in uns tragen, setzen ihre Befehle mit Hilfe von Selbstangriff durch und schützen sie auch durch Selbstangriff. Wir tragen viele tausend Selbstkonzepte in uns, die teilweise so widersprüchlich sind, dass es uns gar nicht gelingen kann, einmal etwas richtig zu machen. Wir müssen unseren Selbstangriff zum größten Teil dissoziieren, weil wir uns anderenfalls, wie *Ein Kurs in Wundern* es ausdrückt, von einer Klippe stürzen würden. Auch wenn die Wunde taub ist, bluten wir dennoch daraus.

Denke an die Kinder, die du am meisten liebst. Würdest du wollen, dass sie sich in dieser Weise selbst angreifen? Wenn du nicht willst, dass die Menschen, die du am meisten liebst, sich in dieser Weise selbst angreifen, dann wäre es ratsam, deine Sucht danach, dich selbst anzugreifen, aufzugeben.

Nachdem ich mich sechs Monate eingehend mit dem Phänomen des Selbstangriffs beschäftigt hatte, fand ich heraus, dass Selbstangriff dem Ego dazu dient, sich selbst zu stärken und aufzubauen, statt zu mehr Erfolg und weniger Ego zu gelangen. Das Ego benutzt den Selbstangriff zudem, um uns in so hohem Maße abzulenken und selbstsüchtig zu machen, dass wir die Hilferufe der Menschen, die wir lieben oder die uns brauchen, gar nicht hören können. Der Selbstangriff soll uns in der Trennung fest- und vom Fluss fernhalten. Wenn wir den Selbstangriff aufgeben würden oder durch ihn hindurchtreten könnten, um einem anderen Menschen helfend die Hand zu reichen, dann würden wir beide in einen Fluss zurückgelangen. Es hilft uns, wenn wir anderen Menschen helfen. Wenn wir uns selbst angreifen, dann greifen wir alle Menschen an, die wir lieben, denn *Ein Kurs in Wundern* sagt: „Angriff ist nicht vereinzelt.“ Es wird uns nicht gelingen, nur uns selbst anzugreifen, weil wir gleichzeitig alle Menschen angreifen, die wir lieben und die uns lieben, und sei es auch nur dadurch, dass wir uns durch unseren Selbstangriff von ihnen zurückziehen.

Selbstangriff kann subtil sein. Er verbirgt sich unter Befangenheit und Verlegenheit. Er verbirgt sich unter unserem Groll und unseren Urteilen. Er verbirgt sich unter Ängsten, Sorgen, Aufgeregtheit und Besorgtheit. Angst rührt von Angriffsgedanken in uns her. Alles, was wir einem anderen Menschen antun, das tun wir zuerst uns selbst an. Wenn wir urteilende und angreifende Gedanken aussenden, dann erleben wir, dass sie zu uns zurückkehren. Wenn wir also Angst haben, dann ist dies ein Zeichen dafür, dass wir uns selbst angreifen.

Du verdienst uneingeschränkte, zartfühlende Gnade. Dein Ego, das sich mit Hilfe deines Selbstangriffs aufbaut, ist nicht dein Freund.

Gib deinen Selbstangriff entschlossen auf. Sei mitfühlend mit dir selbst. Wenn du dich dabei ertappst, dass du dich selbst angreifen willst, dann frage dich: „Wer braucht meine Hilfe?" Sende dem Menschen, der dir in den Sinn kommt, deine Liebe. Das hilft euch beiden.

Gib deinen Groll auf. Er bringt dich um. Gib deine Urteile auf. Sie sind die Wurzel deines Leidens. Gib deine Angst auf. Sie greift sowohl dich selbst als auch die Welt um dich herum an.

Die folgende Übung aus *Ein Kurs in Wundern* hilft dir, dir deiner Angriffsgedanken bewusst zu werden. Denke an eine oder mehrere Situationen, die ein Problem für dich sind oder dir Sorgen bereiten.

Sage dir selbst: „In der Situation bezüglich .... habe ich Angst, dass .... geschehen wird. Dieser Gedanke ist ein Gedanke, den ich benutze, um mich selbst anzugreifen. Ich entscheide mich nun dafür, dies nicht länger zu tun. Stattdessen will ich ...., der/die meine Hilfe braucht, Liebe senden."

Wiederhole die Übung mit jedem Problem oder Bereich, der dir Sorgen bereitet, bis sich keine Ängste mehr melden. Gehe danach zum nächsten Bereich weiter. Es ist besser, mehrere ein- bis zweiminütige Übungen über den ganzen Tag zu verteilen, als zu versuchen, alles auf einmal erledigen zu wollen. Dies ist eine wunderbare Lektion, die du im Laufe der ganzen nächsten Woche immer wieder durchführen kannst, um dir zu helfen, dich von deinem Selbstangriff zu befreien.

Hilf anderen Menschen, indem du ihnen Halt gibst, wenn sie sich selbst angreifen wollen. Wenn du das Messer, das du benutzt hast, um ganze Schluchten aus deinem Herzen herauszuschneiden, aus der Hand gelegt hast, dann bist du ermächtigt, nach dem Messer in ihrer Hand zu greifen.

Lektion 50

Klar sehen

Jedes Problem deutet auf eine Ebene der Unwahrheit hin. Deshalb ist Schmerz nicht das, was der Himmel für uns will, und auch nicht das, was wir selbst wirklich für uns wollen. Das heißt, dass unter dem Leiden ein wahrer Prozess verborgen liegt. Er ist liebevoll und glücklich im Vergleich zu dem schmerzhaften Prozess, in dem wir gerade gefangen sind. Wir können unsere Wahrnehmung verändern und den wahren Prozess erkennen, der sich jetzt in unserem Leben entfaltet.

Eine meiner Lieblingsübungen aus *Ein Kurs in Wundern* kann die Sicht auf ein wahrgenommenes Problem sehr wirkungsvoll verändern.

Stelle dir dazu deine schmerzhafte Situation vor. Nimm deine ganze Willenskraft zusammen, und während du die Szene betrachtest, sage dir selbst eindringlich: „Ich bin entschlossen, zu sehen." Nimm jede sichtbare oder emotionale Veränderung in deiner Erfahrung wahr. Wiederhole die Worte: „Ich bin entschlossen, zu sehen." Spüre erneut jede Veränderung in deinen Gefühlen oder in deiner Wahrnehmung. Wiederhole diese transformierende Übung, bis du von Frieden erfüllt bist.

Du kannst es dir gerne bequem machen und Musik hören, während du die Übung durchführst. Erkenne, dass dein Schmerz nicht aus dem Nichts aufgetaucht ist. Er ist die Frucht eines Baumes, der tiefe Wurzeln besitzt.

Wähle drei wichtige Vorfälle, von denen du glaubst, dass sie einen direkten oder verstärkenden Einfluss auf den Stress und die Schmerzen haben, die du momentan in deinem Leben erfährst. Wiederhole die Übung, indem du sagst: „Ich bin entschlossen, die Dinge anders zu sehen." Fahre damit fort, bis du bei jedem dieser Vorfälle an einem Ort des Friedens und der Leichtigkeit angelangt bist.

Wähle schließlich drei wichtige Vorfälle aus der Vergangenheit, und sprich mit der ganzen Willenskraft, die dein Herz aufbringen kann, zu jeder dieser Situationen: „Ich bin entschlossen, die Situation im Zusammenhang mit .... anders zu sehen."

Nimm nach jeder Aussage die Veränderungen wahr, die geschehen. Lass sie sich entfalten, bis eine glückliche Situation entstanden ist.

„Ich bin entschlossen, die Situation im Zusammenhang mit .... anders zu sehen.“ Betrachte jede Situation mit der Wahrheit als Maßstab. Beobachte, wie deine Wahrnehmung sich entfaltet, bis nur noch Frieden herrscht.

Lektion 51

Die Schichten des Schmerzes

Schmerz besteht oft aus mehreren Schichten. Deshalb kann es geschehen, dass wir eine Schicht des Widerstandes heilen, aber trotzdem nicht von dem Schmerz befreit sind. Schmerz deutet auf Widerstand gegen einen Menschen oder eine Situation hin. Widerstand gegen eine Situation kann aus vielen – vergangenen oder gegenwärtigen – Beziehungen zusammengesetzt sein.

Angesichts dieser Prinzipien gibt es zwei Möglichkeiten, dich deinem Schmerz zu nähern. Eine Methode besteht darin, dich mit Hilfe deiner Intuition zu fragen, wie viele Schichten von Widerstand geheilt werden müssen, damit du schmerzfrei sein kannst. Die zweite Methode besteht darin, einfach jede Schicht des Schmerzes zu heilen, bis du frei bist.

Um den Prozess der Heilung in Gang zu setzen, fange mit der ersten Schicht an und frage dich, mit wem diese Schicht zu tun hat. Verbinde dich von Geist zu Geist mit diesem Menschen, der dir in den Sinn kommt. Geh durch den Groll und die emotionale Distanz hindurch, bis du mit ihm an einen Ort des Friedens gelangst. Verbindung heißt ganz einfach, in Liebe auf einen anderen Menschen zuzugehen, bis alle Emotionen, alle Urteile und aller Schmerz sich aufgelöst haben und sein Geist und dein Geist schließlich eins geworden sind. Bitte dein höheres Bewusstsein, dir in diesem Prozess zu helfen, denn seine Aufgabe besteht darin, dich bei deiner Heilung zu unterstützen. Wenn dein Geist und der Geist des anderen Menschen schließlich eins geworden sind, frage dich, mit wem die nächste Schicht zu tun hat, die es zu heilen gilt, und verbinde dich mit ihm oder ihr. Es spielt dabei keine Rolle, wie viel oder wie wenig Zeit du dafür brauchst. Du wirst dein eigenes Tempo finden und einen Weg der Heilung einschlagen. Es kann auch sein, dass ein und derselbe Mensch dir bei mehr als einer Schicht in den Sinn kommt. Es kann sein, dass du dich durch verschiedene Schichten von Emotionen, Urteilen und Widerständen hindurcharbeiten musst. Vertraue ganz einfach deinem Prozess, bis du mit diesem Menschen eins wirst.

Dieser Mensch steht für deine Selbstkonzepte. Indem du dich mit ihm verbindest, werden deine Selbstkonzepte zu einer neuen Ganzheit integriert. Es kann sein, dass du später andere Themen oder Selbstkonzepte auf denselben Menschen projizierst. Wenn du auf tiefere Ebenen gelangst, wirst du daher neue oder alte Urteile entdecken, die du über diesen Menschen hast. Dein äußerer Widerstand gegen diesen Menschen zeigt dir den Schmerz, den du in dir trägst. Er rührt in der Regel von Konflikten her, die bereits vorhanden waren, ehe du diesem Menschen begegnet bist. Nun kannst du die äußere Situation nutzen, um sowohl die inneren als auch die äußeren Ebenen zu heilen, die in Wirklichkeit identisch sind.

Die Macht, die der Verbindung mit einem anderen Menschen innewohnt, kannst du nutzen, um deinen Geist und deinen Schmerz zu heilen, weil sie deinen Beziehungen und deinem Geist eine neue Ganzheit gibt. Übe dich heute und in der kommenden Woche darin, deine Schichten des Widerstandes und deine Beziehungen durch Verbindung zu heilen.

Lektion 52

Der Zweck von Schmerz

Wir sind zweckgerichtete Geschöpfe. Alles erfüllt einen bestimmten Zweck, auch wenn wir nicht glauben, dass unser Leiden einen Zweck hat. Wenn wir nicht verstehen, dass und auf welche Weise alles einem Zweck dient, dann verstehen wir nicht wirklich, was Psychologie ist. Nachdem ich einmal verstanden hatte, dass unser Bewusstsein auf diese Weise funktioniert, konnte ich die Effektivität meiner Arbeit auf eine ganz neue Stufe voranbringen.

Es ist wichtig, dass du dich fragst, welchem Zweck dein Schmerz dir dient:

Was ist deine Belohnung?
Welches Bedürfnis versuchst du erfüllt zu bekommen?
Was ermöglicht der Schmerz dir zu tun?
Auf welche Weise nährt der Schmerz dein Bedürfnis nach Bedeutung?
Was brauchst du aufgrund deines Schmerzes nicht zu tun?
Welche Angst versuchst du zu schützen?
Bei welchem Menschen hast du Angst vor Nähe?
An welcher Anhaftung versuchst du durch diesen Schmerz festzuhalten?
Was, fürchtest du, würde beim nächsten Schritt geschehen?
Worum geht es bei deiner Angst vor Erfolg?
Was fürchtest du zu verlieren?
In Bezug worauf bekommst du Recht, weil du diesen Schmerz hast?
Was hat dein Ego dir versprochen, wenn du nur ein wenig Schmerz erleidest, bis du es bekommst?
Was versucht dein Schmerz zu beweisen?
Um wen geht es bei deinem Autoritätskonflikt?
Wem versuchst du eine Niederlage zuzufügen, dass du bereit bist zu leiden, um zu gewinnen?

Das sind nur einige der Fragen, die du dir stellen kannst. Wenn du die Antworten, die du aus deinem Unterbewusstsein zutage förderst, nicht magst, dann kannst du dich anders entscheiden. Du kannst eine Welt sehen, die anders ist als die, die du siehst. Du kannst eine neue Entscheidung treffen. Am besten ist es, intuitiv auf diese Fragen zu antworten oder bei jeder Frage so lange zu verweilen, bis sich die Antwort zeigt. Es gibt auf jede Frage eine Antwort. Wenn deine Antworten dir nicht gefallen, dann kannst du sie in die Hände deines höheren Bewusstseins legen, damit es sie transformiert und die Wahrheit an ihre Stelle setzt.

Lektion 53

Verbindung

Verbindung (engl.: *Joining*) ist eine Methode und zugleich eine Lebenseinstellung. Verbindung gibt dir die Möglichkeit, dich einer Sache nicht nur zu nähern, sondern mit deinem Geist in sie einzutreten. Wenn du dich mit einem anderen Menschen verbindest, dann geschieht dies von Geist zu Geist. Dadurch kann das entstehen, was *Ein Kurs in Wundern* als einen „heiligen Augenblick" bezeichnet, in dem die Verbindung so tief ist, dass sie zum Erwachen und manchmal sogar zu einer Erfahrung des Einsseins führen kann.

Aus unseren Urteilen haben wir eine Welt der Trennung erschaffen. In *Ein Kurs in Wundern* heißt es: „Vom Urteil kommt alles Leiden der Welt." Verbindung kann zu einer Lebenseinstellung werden, in der du dich mit Menschen, Tieren und sogar Situationen oder Gegenständen verbindest. Wenn du es schaffst, dann hast du die Distanz beseitigt, die zur Zeit nicht nur zwischen euch, sondern auch zwischen verschiedenen Aspekten deines Geistes besteht. Du erlangst tiefgreifendes Verständnis und tiefe Empathie für die Person oder Sache, mit der du dich verbindest.

Wie erfolgreich du darin bist, dich mit einem anderen Menschen zu verbinden, ist abhängig von deiner Absicht, vollkommen eins mit ihm zu werden. Der Raum zwischen dir und dem anderen Menschen wird von deinen Urteilen, deiner Trennung und deinem Widerstand eingenommen. Während du dich mit ihm verbindest, öffnest du dich in Liebe und stellst Verbundenheit her. Diese **Distanz** ist es, die **deinen Schmerz enthält**. Daher ist es hilfreich, dich zuerst mit den Menschen zu verbinden, die dich am tiefsten gekränkt haben, weil diese Situation ein hohes Maß an emotionaler Distanz birgt. Mit jedem Mal, das du dich mit einem Menschen verbindest, kann es dir gelingen, nicht nur dir selbst, sondern allen Menschen in Liebe näherzukommen. Auch wenn du keinen mystischen Zustand erreichst, hilft jeder kleine Erfolg dir, dein Herz zu öffnen, und das bringt dich auf vielen Ebenen voran.

Während du dich mit einem anderen Menschen verbindest und durch eine Schicht des Widerstandes nach der anderen hindurchgehst, „brennst" du durch Schichten von Schmerz in dir hindurch und erschaffst damit ein höheres Maß an Offenheit. Manchmal geschieht während der Verbindung ein Durchbruch, und du kannst spüren, wie sich das Thema zwischen dir und einem anderen Menschen gleichermaßen Chakra um Chakra und Durchbruch um Durchbruch nach oben bis zum vierzehnten Chakra – dem siebten Chakra oberhalb des Kopfes – bewegt und durch deine Verbindung mit einem anderen Menschen ein Wunder vollbringt.

Wiederhole die folgende Übung der Verbindung neun Tage lang, und beginne am ersten Tag mit dem Menschen, den du am meisten liebst. Verbringe den Tag damit, dich mit ihm zu verbinden. Verbringe die ersten Minuten damit, ihn zu lieben, und fühle und spüre dann, wie du mit diesem Menschen eins wirst. Bringe am Morgen und am Abend jeweils eine Viertelstunde dafür auf, in Stille zu sitzen und dich von Geist zu Geist mit ihm zu verbinden, als ob ihr ein Mensch in zwei Körpern wäret. Verbinde dich im Laufe des Tages mit ihm, so oft du an ihn denkst.

Wiederhole diese Übung am zweiten Tag mit dem Menschen, mit dem du das größte Problem hast.

Führe die Übung am dritten Tag mit einem Tier durch.

Führe die Übung am vierten Tag mit einem Politiker oder Führer der Welt durch, den du bewunderst.

Wähle am fünften Tag einen Politiker oder Führer der Welt, über den du ein Urteil gefällt hast.

Wähle am sechsten Tag einen unbelebten Gegenstand.

Führe die Übung am siebten Tag noch einmal mit dem Menschen durch, mit dem du das größte Problem hast.

Wiederhole die Übung am achten Tag noch einmal mit dem Menschen, den du am meisten liebst. Du kannst sie auch mit jemandem durchführen, der seinen Körper bereits verlassen hat.

Am neunten Tag verbinde dich mit Gott.

Verbinde dich morgens und abends jeweils eine Viertelstunde. Jede zusätzliche Zeit, die du für diese Übung aufbringen kannst, um die morgendliche oder abendliche Sitzung zu verlängern oder um eine weitere Sitzung während des Tages durchzuführen, ist äußerst hilfreich, um nicht nur deinen Schmerz zu lindern, sondern auch dein Herz zu öffnen und deine Fähigkeit des Empfangens zu vergrößern. Verbinde dich außerdem jedes Mal, wenn du daran denkst, von Geist zu Geist mit dem betreffenden Menschen, Tier oder Gegenstand. Je mehr du dich mit einem anderen Menschen verbindest, umso mehr Gnade strömt ein.

Dies ist eine verhältnismäßig einfache, aber äußerst machtvolle Übung. Sie kann dir zumindest helfen, Widerstand zu verbrennen, und dir im besten Fall die Möglichkeit einer Erfahrung des Erwachens eröffnen. Würdest du dich nicht sehr gerne verpflichten, zu einem Meister in dieser Übung zu werden? Je mehr du sie praktizierst, umso mehr kannst du dein Herz öffnen und tiefe Verbundenheit mit vielen verschiedenen Menschen entstehen lassen. Dies wird zu einem höheren Maß an Leichtigkeit, Fluss und Verstehen in deinem Leben führen.

Bitte dein höheres Bewusstsein jeden Tag um Hilfe, richte deine Absicht auf die höchsten Ziele aus, und verpflichte dich dieser Übung sowie der Transzendenz und der Heilung, die dadurch entstehen, dass du dich mit einem anderen Menschen verbindest. Deine Verbindung kann heilend, mystisch oder wunderbar sein, und sie öffnet dein Herz und macht dich damit offen für Partnerschaft.

Lektion 54

Meditation auf Gott

Das Buch *Die Illusion des Universums* von Gary Renard – das ich übrigens sehr empfehlen kann – enthält eine Meditation, die sich für mich in schweren Zeiten als sehr hilfreich erwiesen hat. Wenn man sie eine Weile regelmäßig praktiziert, kann sie einem die Antworten geben, die man braucht, oder die Richtung weisen, die man einschlagen soll.

In *Ein Kurs in Wundern* heißt es, dass wir nur ein einziges wirkliches Bedürfnis haben, und das ist das Bedürfnis nach Gott. In dieser fünf- bis zehnminütigen Meditation stellst du dir vor, dass du dich im Geist Gottes befindest. Lass alle deine Sorgen, Ängste und Schmerzen aus dir heraussickern. Schmerz entsteht durch Trennung. Gott ist Liebe und Einssein. Führe die Meditation einmal morgens und einmal abends sowie im Laufe des Tages immer dann durch, wenn du das Bedürfnis danach verspürst. Wenn du einen engen Zeitplan hast, lohnt es sich, dafür morgens ein paar Minuten früher aufzustehen. Du kannst dir vorstellen, dass eine himmlische Gestalt dich in diese Mitte des Geistes Gottes hineinführt. Lass zu, dass du Frieden empfindest. Schwebe in dieser Liebe. Lass zu, dass du geheilt wirst.

Dies könnte die wichtigste Zeit deines Tages sein. Gib dir selbst die Möglichkeit dazu, und überlasse alles andere Gott.

Lektion 55

Der Konflikt, der Schmerzen zugrunde liegt

Wenn wir Schmerzen haben, dann wollen wir diese Schmerzen nicht spüren. Das bringt uns in einen Konflikt im Hinblick auf die Schmerzen, die wir haben. Wir hadern mit unserer Erfahrung.

Der Konflikt, in dem wir uns befinden, birgt aber noch eine weitere Schicht. Damit wir Schmerzen haben können, müssen mindestens zwei Bereiche unseres Geistes in Konflikt zueinander stehen. Dieser Konflikt ist es, der nicht nur Angst vor dem nächsten Schritt hervorruft, sondern in der Situation, in der wir uns befinden, auch die Schmerzen erzeugt. Zwei Bereiche unseres Geistes führen einen Machtkampf, und keine der zwei Seiten wird sich zufriedengeben, solange keine Integration der Bereiche stattgefunden hat.

Einfaches Annehmen der Schmerzen reicht hier nicht aus, um uns von ihnen zu befreien, *solange zwei tiefere Bereiche unseres Geistes noch miteinander in Konflikt stehen.*

Du kannst dein höheres Bewusstsein zumindest darum bitten, die zwei in Konflikt stehenden Bereiche deines Geistes zu identifizieren und zu integrieren. Bitte es darum, dies für alle Schichten zu tun, die der Konflikt tief ist. Häufig reicht ein solcher Konflikt viele Schichten tief bis zu einem Wurzelkonflikt hinab.

Außerdem kannst du zumindest die erste wichtige Schicht dieser Integration selbst herbeiführen, indem du wahrnimmst, dass der dominante Bereich deines Geistes – der Bereich, mit dem du selbst dich identifizierst – mit einem anderen, verborgenen Bereich in einem Konflikt steht, der meist durch die äußere Form des Problems offenbart wird. Du kannst den verborgenen Aspekt des Konflikts identifizieren, indem du das Gegenteil dessen erkennst, was dein Bewusstsein erfüllt.

Du hast eine verborgene Anhaftung oder ein verborgenes Bedürfnis, und du willst nicht weitergehen, solange es nicht erfüllt ist. Worin besteht die Anhaftung? Was zeigen dir die Schmerzen oder das Problem?

Um dein Unterbewusstsein zu ergründen, tu einfach so, als ob du die Schmerzen oder das Problem haben wolltest. Warum könntest du sie haben wollen? Was versuchst du durch den Schmerz oder das Problem möglicherweise zu bekommen? Woran haftest du möglicherweise an? Stelle dir vor, dass die verborgene Anhaftung und der dominante Bereich deines Bewusstseins, mit dem du dich identifizierst, genauso viele Ebenen tief hinabreichen wie der Konflikt, den du in dir trägst. Verschmilz dann die beiden Seiten zu ihrer reinen Energie und verbinde sie zu einem Ganzen.

Auch wenn die Schmerzen hilfreich waren, um auf unseren Konflikt hinzuweisen, wollen wir natürlich nicht leiden. Stelle dir also die Bereiche deiner selbst vor, die leiden, und den Bereich, der nicht leiden will. Verschmilz sie zu ihrer reinen Energie. Verbinde sie dann miteinander. Wo es Ganzheit gibt, dort gibt es keine Schmerzen, sondern nur einen angenehmen Fluss. Finde alle Konflikte, die zu deinem Schmerz geführt haben, und bitte darum, dass sie für dich integriert werden.

Rufe die göttliche Präsenz an, damit die Fähigkeit, die verborgenen Bereiche des Konflikts aufzudecken und mit den dominanten Bereichen deines Geistes zu verbinden, durch Gnade zur zweiten Natur für dich wird. Geh mit der Hilfe des Himmels über deine Konflikte hinaus zu neuer Ganzheit hin.

Lektion 56

Unverletzlichkeit

Je harmloser wir in Denken und Verhalten sind, umso unverletzlicher werden wir. Je gutherziger unser Denken ist, umso glücklicher fühlen wir uns. Angriffsgedanken sind mit allen möglichen Emotionen verbunden, die von Schmerzen und Konflikt erfüllt sind. Es ist leicht, in Dissoziation und Leugnung zu verharren, aber man kann mit Sicherheit sagen, dass jede Negativität in unseren Gedanken, unseren Emotionen oder dem, was uns geschieht, von unseren Angriffsgedanken herrührt. Ohne unsere Angriffsgedanken kann es keine Trennung, keine Angst, keine Schuld und keinen Autoritätskonflikt geben. Unsere Angriffsgedanken führen zu negativen Erfahrungen für uns selbst und andere Menschen. Wir greifen auf unterbewussten, unbewussten und uranfänglichen Ebenen an und büßen mit negativen Erfahrungen. Weil der Angriff jedoch unter unserer Leugnung vergraben ist, sind wir uns seines Ursprungs in unserem eigenen Geist überhaupt nicht bewusst. Und obwohl die Wurzel unseres gegenwärtigen Schmerzes auf Ahnen- oder Seelenebene im kollektiven Unbewussten, im kollektiven Ego, im dunklen Unbewussten oder in der ursprünglichen Trennung liegen mag, können wir den Schmerz selbst in der Regel zu einer jüngeren Wurzel in unserer Vergangenheit zurückverfolgen. Es gibt in diesem Leben einen Zwischenfall, in dem das uralte Muster sich zeigen und aufgelöst werden kann.

Wenn Schmerz hochkommt, dann können wir ihn nutzen wie ein Feuerwehrmann, der eine Rutschstange benutzt, um schnell zu seinem Einsatzfahrzeug zu kommen. Wir können den Schmerz benutzen, um zu seiner Wurzel zu gelangen.

Nutze deine Intuition, um folgende Fragen zu beantworten:

Wenn ich wüsste, wann die Wurzel des emotionalen Schmerzes entstanden ist, der zu den jetzigen emotionalen oder körperlichen Schmerzen geführt hat, dann war es vermutlich im Alter von .... Jahren.

Und wenn ich wüsste, wer an der Situation beteiligt war, dann war es vermutlich ....

Diese Methode kann mitunter Dinge zutage fördern, die so nicht geschehen sind, uns in Form von Gedanken, Phantasievorstellungen oder Träumen aber so programmiert haben, als ob sie wirklich passiert wären.

Wenn du bei dem ursprünglichen Ereignis ankommst, frage dich, welche positive Lektion du daraus lernen wolltest, um über den Schmerz hinauszugelangen.

Frage dich, welche Gabe du auf Seelenebene in dir getragen hast, die nicht nur das Gegenmittel zur damaligen Situation gewesen wäre, sondern dir auch jetzt hilfreich sein könnte. Frage dich auch, welche Gabe der Himmel als Gegenmittel für dich gehabt hätte, um der vergangenen Situation würdevoll zu begegnen.

Frage dich dann, wen außer dir selbst du angegriffen hast, damit dieses Ereignis geschehen konnte. Für welche Ausrede hast du diese Situation genutzt?

Welches Selbstbild hast du infolgedessen aufgebaut?

Welchem Zweck hat es gedient?

Stelle dir dann vor, dass du dich in der damaligen Situation bei dem betreffenden Menschen und bei dir selbst entschuldigt und ihm deine Liebe geschenkt hast, statt ihn als Ausrede zu benutzen, um dich selbst zurückzuhalten. Dazu gehört auch, dass du die Gabe öffnest, die du für dich selbst in dir trugst, und dass du die Gabe empfängst, die der Himmel für alle in der Situation anwesenden Menschen bereithielt, und sie mit ihnen teilst.

In *Ein Kurs in Wundern* heißt es: „Angriffsgedanken greifen meine Unverletzlichkeit an.“ Werde dir der Urteile, der Kritik und der Negativität bewusst, die Angriffsgedanken verbergen. Gib deine Angriffsgedanken zugunsten von Gedanken des Friedens und der Versöhnung auf. Es ist in deinem Interesse, und es ist im Interesse der Menschen, die du liebst. Verbundenheit wird dein Leben leicht machen.

Lektion 57

Die Gaben des Himmels

Gott ist die Liebe, die sich in alle Ewigkeit erstreckt. Gott als liebender Vater kann uns nur lieben. Der Gedanke an Versuchungen, Prüfungen, Herausforderungen, Urteil und Bestrafung muss von unserer Projektion herrühren, denn aus dem *Geist der Liebe* können diese Dinge niemals hervorgehen. Gott als unser Elternteil kann uns nur helfen wollen. Das bedeutet, dass Gott für jede Schwierigkeit, in die wir uns selbst gebracht haben, eine wunderbare Gabe zur Verfügung stellt, um uns zu befreien. Diese Gaben sind genau auf unser Bedürfnis und die Situation zugeschnitten, aber unser Groll gegen andere Menschen und unser Getrenntsein von ihnen bewirkt, dass wir diesen Groll und dieses Getrenntsein auch gegenüber Gott empfinden.

Wenn wir uns von anderen Menschen distanzieren, schneiden wir die Gnade ab, die Gott uns schenkt. Auch wenn Gott das Einssein ist und nur unsere Vollkommenheit erfahren kann, vermisst er die Verständigung mit seinen Kindern, die einen Traum von Zeit und Getrenntheit träumen. Deshalb streckt er fortwährend die Hand nach uns aus. Der Heilige Geist, die Universelle Inspiration oder das Tao – wie immer du es nennen willst – hilft uns zu jeder Zeit, uns in dem Maße zu entfalten und frei zu sein, in dem dies unserem Maß an Offenheit gemäß möglich ist. Urteil und Groll verschließen uns gegen die Gaben und Wunder, die uns geschenkt werden.

Wir wollen die Heilung unseres Schmerzes auf zweierlei Weise angehen. Zuerst wollen wir uns fragen, wer der wichtigste Mensch ist, gegen den wir einen Groll hegen. Wenn du ein Wunder willst, kannst du nicht an deinem Groll festhalten. Wenn du deinen Groll loslässt, hilfst du dem betreffenden Menschen und dir selbst. Der andere Mensch wird zu einem Verbündeten, und du selbst öffnest dich für die Gaben und die Gnade des Himmels. Sei dir darüber klar, dass dein Glücklichsein und deine Gesundheit von deiner Fähigkeit abhängen, deinen Groll loszulassen. Der Groll nimmt die Stelle deiner Wunder ein, aber du kannst Wunder an die Stelle des Grolls setzen. Entscheide dich sorgfältig und gewissenhaft für das, was du willst, denn die

Qualität deines Lebens hängt davon ab. Sobald du den Groll losgelassen hast, in den du zu deinem Nachteil investiert hast, und die Täuschung erkennen kannst, der du im Hinblick auf einen anderen Menschen erlegen bist, öffne dich, um die Gabe des Himmels zu empfangen. Worin besteht diese Gabe? Fühle sie. Spüre sie. Sieh sie. Höre sie und erkenne sie. Schwelge in ihr. Es ist die Gabe eines liebenden Vaters. Um nicht mehr länger das verlorene Kind zu sein und den Groll loszulassen, der dafür sorgt, dass dein Leben stillsteht, musst du bereit sein, Frieden mit dem Menschen zu schließen, mit dem du dich in einem Konflikt befindest. Nimm sowohl ihn als auch das an, was geschehen ist, und du bist frei. Vergib ihm, und du bist frei. Lass deinen Groll los, und du bist frei.

Erkenne dann, dass der betreffende Mensch für deine eigenen, in dir verborgenen Selbstkonzepte steht. Wie viele Selbstkonzepte hast du, die genau wie er sind? Sieh sie vor dir. Wie sehen sie aus? Verschmilz sie danach zu ihrer reinen Energie, und heiße ihr Licht und diese Energie wieder in dir willkommen. Diese Selbstkonzepte hattest du nur von der Liebe in dir abgespalten, weil du sie verurteilt hattest, und diese heilende Übung befreit dich selbst und sie. Das Problem, das du bei einem anderen Menschen siehst, zeigt dir, worin dein verborgenes Problem besteht. Du hättest nicht erkannt, worin das in dir verborgene Problem besteht, wenn du es nicht außerhalb deiner selbst gesehen hättest. Schmerz kann nur durch einen Konflikt der Selbstkonzepte in dir hervorgerufen werden. Empfange nun die Gabe des Himmels und teile sie mit dem Menschen, auf den du deine Selbstkonzepte projiziert hattest. Wenn du die Gabe, die der Himmel für dich bereithält, mit anderen Menschen teilst, wird sie größer und hilft dir zu erkennen, dass sie dir gehört, während du sie gibst.

Lektion 58

Schmerz als Autoritätskonflikt – Teil 2

Während ich den menschlichen Geist erforschte, wurde mir allmählich klar, dass alle Probleme eine Form von Autoritätskonflikt – Teil eines Machtkampfs – sind, wobei Schmerz die womöglich stärkste Form dieses Autoritätskonflikts ist. Um herauszufinden, worin dein Autoritätskonflikt besteht, solltest du zunächst einmal ergründen, gegen wen du auf einer alltäglichen Ebene kämpfst. Welchem Menschen, der in deinem Leben eine wichtige Rolle spielt, willst du eine Niederlage zufügen? Und worum geht es bei diesem Kampf? Jeder Kampf ist ein Zeichen von Angst, und zwar Angst davor, dass du etwas verlieren könntest. Angst ist eine Phantasievorstellung, dass in der Zukunft negative Dinge passieren und infolgedessen ein Verlust eintreten könnte, der verhindert werden muss. Schmerz wird als ein geringer Preis dafür betrachtet, dass diese vermeintlich leidvolle Zukunft verhindert wird.

Diese Angst ist eine Illusion, und sie kann losgelassen werden. Du brauchst nicht länger in eine leidvolle Zukunft zu investieren. Lass die Glaubenssysteme los, die deine Angst am Leben erhalten. Sie helfen vielleicht deinem Ego, aber ganz gewiss nicht dir selbst. Beharrst du wirklich darauf, Recht zu haben in Bezug auf etwas, das dir so viel Schmerz verursacht? Kann dein Ego wirklich dein Freund sein, wenn es so gnadenlos verlangt, dass du unerträglichen Schmerz leidest? Es versucht, die Sache zu verdrehen, indem es dir erklärt, *Gott* sei derjenige, der will, dass du leidest. Untermauert wird dies durch das biblische Buch Ijob, in dem Ijob vermeintlich alles verliert, weil Gott ihn einer Prüfung unterzieht. Der Absolute braucht niemanden einer Prüfung zu unterziehen. Er weiß, dass wir in Liebe und Unschuld erschaffen wurden und dass wir so bleiben, wie er uns erschaffen hat. Allein *wir* konnten träumen, dass es anders ist, und genau das haben wir getan.

Die Geschichte der Kreuzigung Christi wird als ein weiteres Beispiel angeführt: „Denn Gott hat die Welt so sehr geliebt, dass er seinen einzigen Sohn hingab, auf dass er gefoltert und gekreuzigt würde.“ Mir scheint allerdings, dass ein liebender Vater dazu nicht fähig wäre – und ein göttlicher liebender Vater noch weit weniger. Es muss einen anderen Weg geben, dieses Ereignis zu betrachten, der nicht lehrt, dass Aufopferung eine Form von Liebe ist.

Aufopferung ist ein psychologischer Fehler und eine Form vorgetäuschter Liebe. Teilen und Geben gehen stets mit Empfangen einher. Anderenfalls ist dies ein Zeichen dafür, dass es psychologische Tagesordnungen gibt, zu denen Kompensation für Schuld, Versagen und Unwürdigkeit gehören. Die Evangelien wurden nach dem Tod Jesu viele Jahrhunderte lang immer wieder verändert und politisiert, um vor allem die Autorität der Kirche zu untermauern. Fehler wurden aber von Anfang an gemacht, als unerleuchtete Schriftgelehrte sich daran machten, das Handeln eines Erleuchteten zu deuten. Ich will damit sagen, dass dem, was Christus lehrte, nämlich Liebe und Vergebung, eine falsche Bedeutung beigemessen wurde. Weder Liebe noch Vergebung gehen mit Aufopferung einher. Christi Botschaft der Liebe zu sabotieren wäre genau das, was das Ego täte, indem es eine Institution ins Leben ruft, die uns keinen Weg mehr aufzeigt, wie wir aus dem Traum erwachen und die Welt und ihre Begrenzungen überwinden können. Unser kollektiver Autoritätskonflikt würde sich manifestieren, indem er eine weltliche Institution ins Leben ruft, die nicht nur spirituelle Prinzipien, sondern auch manche der verbrieften Prinzipien des Egos lehrt.

Verfolgt man diesen Gedankengang weiter, kann man Schmerz als Teil unseres ultimativen Autoritätskonflikts mit Gott betrachten. Mit seiner Hilfe beweisen wir, dass er alles andere als ein guter Gott ist. Er will alle Macht für sich selbst, und der einzige Weg für uns, Macht zu erlangen, besteht darin, ihn hinzurichten, nachdem wir durch unseren Schmerz bewiesen haben, dass er es verdient hat. Wir versuchen, uns seines Throns zu bemächtigen, die Welt nach eigenem Gutdünken zu erschaffen und zu deuten und das zu tun, was wir wollen. Wenn Schmerz mit Erfolg gleichzusetzen ist, dann fügt Heilung uns eine Niederlage zu und muss vermieden werden. Schmerz ist die nachdrücklichste Auflehnung in der krassesten Form des Autoritätskonflikts. Wenn wir diesen unheilvollen Weg weitergehen, dann sterben wir schließlich, um zu beweisen, dass wir die größere Macht haben und dass Gott uns nicht aufzuhalten vermag. Viele Schichten der Leugnung reichen tief ins Unbewusste hinab, um diesen ultimativen Autoritätskonflikt und Angriff auf die Liebe zu verbergen. Heilung heißt, dass wir zulassen, geliebt und umsorgt zu werden. Heilung heißt, dass wir unser Leben zurückgewinnen und ein wenig demütiger und offener dafür werden, uns den Weg weisen zu lassen. Dann sind wir wahrscheinlich auch weniger schnell bereit, den Preis unerträglichen Schmerzes zu zahlen, um unser Ego zu stärken.

Lass die Belohnungen, die dein Ego dir verspricht, los, nachdem du erkannt hast, dass sie Teil deines Autoritätskonflikts mit Gott sind und dafür sorgen, dass das Ego dir wichtiger ist als der Himmel. Lass deinen Autoritätskonflikt los, damit du aufhörst, gegen die Liebe und gegen das große Glück zu kämpfen, das ein liebender Vater seinem Kind schenken möchte.

Sprich die Worte:

Ich sehe keinen Wert in diesem Schmerz.
Ich sehe keinen Wert in dem Zweck, dem mein Schmerz dient.
Ich sehe keinen Wert in meinem Autoritätskonflikt.
Ich sehe keinen Wert in meinem Ego.

Ich will nur die Liebe und die Gaben der Liebe wertschätzen.

Lektion 59

Schmerz birgt keinen Gewinn

Wir alle kennen das Sprichwort „Ohne Schmerz kein Gewinn" (engl.: *no pain, no gain*). Es soll uns helfen, die Schmerzen „durchzustehen", die wir haben, wenn wir Sport treiben oder uns körperlich verausgaben. Würden wir erkennen, dass Schmerz keinen Nutzen hat, dann würden wir ihn aufgeben, und Heilung könnte unmittelbar geschehen. Um schmerzfrei zu sein, müssen wir die heimlichen Vorteile aufgeben, die das Leiden uns bringt. Menschen sind wertorientiert. Uns geschieht nichts, das keinen Wert für uns hat. Wir verbergen diese Entscheidungen vor uns selbst, weil sie von dem abweichen, was wir bewusst glauben wollen. Unser Alltagsbewusstsein glaubt, dass wir stark und gesund sein wollen, aber Schmerzen sind der Beweis, dass unser Wunsch nach Leiden und Schwäche größer ist. Wenn wir nicht glauben würden, dass sie uns etwas bringen, dessen Wert größer als Gesundheit und Schmerzfreiheit ist, dann würden Leiden und Schwäche aus unserem Leben verschwinden. Deshalb müssen wir diese verborgenen Entscheidungen für Dinge, die uns niemals glücklich machen können, aufspüren und erkennen, dass Schmerz keinen Gewinn birgt. Wir haben einen Fehler gemacht, und wir können ihn berichtigen.

Gesundheit und Stärke bedrohen unsere verborgenen Entscheidungen und Werte. Wir wollen den Ort verteidigen, von dem wir glauben, dass er unseren Schatz birgt, und sind töricht genug zu glauben, dass unsere verborgene Tagesordnung einen Wert hat. Das erschwert die Genesung, weil unser Bewusstsein gespalten ist und der verborgene Teil unseres Bewusstseins die Macht besitzt.

Verborgene Werte sind, um nur einige zu nennen, beispielsweise der Wunsch, einen anderen Menschen zu besiegen, zu kontrollieren oder zu besitzen, der Wunsch nach Rache, der Versuch, ein Bedürfnis erfüllt zu bekommen, oder der Versuch, einem anderen Menschen jemanden wegzunehmen, indem wir ihn dazu bringen, dass er sich um uns kümmert. Dadurch, dass wir uns dem Leiden zugewandt haben, haben wir die wahnsinnige Entscheidung getroffen, Schmerz in Macht zu verwandeln und Schwäche zu unserer Stärke zu machen.

Wenn du wüsstest, was du durch deinen Schmerz bekommen wolltest, dann war es vermutlich ....

Wenn du wüsstest, was du zu erreichen hofftest, dann war es vermutlich ....

Wenn du wüsstest, welchen Gewinn du aus dem Schmerz ziehen wolltest, dann war es vermutlich ....

Sobald du erkannt hast, dass diese Ziele dich niemals glücklich machen können, kannst du sie loslassen.

In *Ein Kurs in Wundern* heißt es, dass jemand nur zu sagen braucht: „Darin liegt für mich überhaupt kein Gewinn", damit sein Leiden unmittelbar gelindert wird. Sprich die Worte einfach laut aus. Dem *Kurs* zufolge geschieht Heilung genau in dem Maße, in dem die Wertlosigkeit der Krankheit begriffen wird. Um es in anderen Worten zu sagen: Schmerz birgt keinen Gewinn!

Lektion 60

Glaubenssätze erschaffen die Welt

Unsere Glaubenssätze erschaffen die Welt. Von unseren Glaubenssätzen rührt unsere Wahrnehmung her, und von unserer Wahrnehmung rührt unsere Erfahrung her. Wir haben in eine Welt der Trennung investiert, die eine Welt des Schmerzes ist, denn Schmerz ist eine Folge von Getrenntsein. Glaubenssätze sind Entscheidungen, die wir getroffen haben. Die Welt spiegelt unseren Geist wider, und diese Entscheidungen sind zu der Welt geworden, die wir erschaffen haben und in die wir eingebettet sind. Die Welt spiegelt nicht nur wider, was wir glauben, sondern spiegelt das wider, was wir über uns selbst glauben, denn alle unsere Glaubenssätze und Vorstellungen rühren von einem Selbstkonzept her.

Glaubenssätze besitzen große Macht, weil unser Bewusstsein sie unterstützt und weil wir in sie investiert haben. Alles, was wir in der Welt sehen und erfahren, Schmerz eingeschlossen, rührt von diesen Glaubenssätzen her, die Illusionen sind. Wir haben sie uns ausgedacht. Wir haben sie durch unsere Entscheidung erschaffen, und auf dieselbe Weise können wir sie wieder loslassen. Es ist ganz leicht, sich von Glaubenssätzen zu befreien, weil wir unsere Meinung im Hinblick auf das ändern können, was wir glauben wollen.

Es ist an der Zeit, alle Glaubenssätze abzulegen, die wir über Schmerz, Krankheit und Leiden haben. Frage dich, wie viele Glaubenssysteme du über Schmerz hast. Es sind vermutlich ..... .

Entscheide dich dafür, sie jetzt loszulassen.

Was möchtest du nun an ihre Stelle setzen?

Frage dich, wie viele Glaubenssysteme du über Krankheit hast. Wahrscheinlich sind es ..... .

Entscheide dich dafür, sie jetzt loszulassen.

Was möchtest du an ihre Stelle setzen?

Frage dich, wie viele Glaubenssysteme du über Verletzung hast. Wahrscheinlich sind es ..... .

Entscheide dich dafür, sie jetzt loszulassen.

Was möchtest du an ihre Stelle setzen?

Frage dich, wie viele Glaubenssysteme du über Leiden hast. Wahrscheinlich sind es ..... .

Entscheide dich dafür, sie jetzt loszulassen.

Was möchtest du an ihre Stelle setzen?

Wenn es bei der Wurzel deines Schmerzes um Herzensbruch und Verrat geht, führe die obige Übung des Loslassens damit durch.

Wenn es bei der Wurzel deines Schmerzes um Schuld und Versagen geht, führe die obige Übung des Loslassens mit deinen Glaubenssystemen durch, die damit zu tun haben.

Wenn die Wurzel deines Schmerzes mit Unzulänglichkeit, Verlust oder Angst zu tun hat, führe die Übung damit durch.

Wenn es um Gefühle der Unwürdigkeit oder Wertlosigkeit geht, führe die Übung mit diesen Glaubenssätzen durch.

Wenn es um Im-Stich-gelassen-worden-Sein, Gefühle des Nichtgewolltseins oder Zurückweisung geht, führe die Übung mit diesen Glaubenssätzen durch.

Lass sie los, und entscheide dich bewusst für das, was du an ihre Stelle setzen möchtest.

Befreie deine Welt von den Glaubenssätzen deines Geistes.

Wenn du dich von den wichtigsten Glaubenssätzen in Bezug auf Schmerz befreit hast, wirst du schmerzfrei sein.

Wenn du dich von allen deinen Glaubenssätzen befreist, wirst du erleuchtet, denn anstelle der vielen kleinen „Selbste“, die du erschaffen hast, wirst du dein wahres Selbst erkennen.

Lektion 61

Dein Ego hat dich als Geisel genommen

Dein Ego hat dich als Geisel genommen. Das ist bei jedem von uns so. Dein Ego foltert dich, und du leidest entsprechend. Das Ego ist nicht dein Freund. Es ist alles, was dich von Frieden, Liebe und der Befreiung von Schmerz trennt. Du solltest dir sehr gut überlegen, welchen Preis du zahlst, wenn du dich auf die Seite deines Egos stellst. Du unternimmst große Anstrengungen, um dein Selbstbild aufrechtzuerhalten. Du bist bereit, dafür zu leiden, dass die Dinge eine gewisse Beständigkeit haben, aber vor allem, um dein Ich-Gefühl mit seiner derzeitigen Bedeutung zu bewahren. Ist es wirklich all den Schmerz wert, wenn du dadurch, dass du weitergehst, zwar weniger das Selbst bleibst, das du zu sein glaubst, dafür zugleich aber mehr dem treu bist, der du wirklich bist, und ein höheres Maß an innerem Frieden empfindest? Dies ist der Schlüssel, der dich von Schmerz befreit. Willst du wirklich den Preis des Schmerzes zahlen, um den Glauben aufrechtzuerhalten, den du jetzt über dich selbst hast?

Jede Form von Schmerz weist darauf hin, dass es in unserem Bewusstsein einen vergrabenen Schmerz gibt, der in den Körper verlagert wurde. Du vergräbst Dinge, weil du den gegenwärtigen Zustand aufrechterhalten willst. Du hast Angst, dich zu ändern, aber genau diese Veränderung ist deine Heilung. Um dich ändern zu können, musst du allerdings aufhören, dein Ego zu schützen. In der Veränderung liegt deine Befreiung von Schmerz.

Ein Kurs in Wundern sagt uns, dass wir unseren Geist in die Hände des Heiligen Geistes und unser Ego in die Hände Christi legen sollen. Wenn du bereit bist, lege also dein Ego heute in die Hände Christi, und bitte um die Veränderung, die der Himmel dir schenken möchte. Es brächte dich dem Frieden und der Freude, die dem Himmel eigen sind, einen Schritt näher. Lass zu, dass heute alles in dein Bewusstsein tritt, was dich in deine gegenwärtige missliche Lage gebracht hat und losgelassen werden muss, damit du den Fehler erkennen kannst, den du gemacht hast. Lass zu, dass dein Wunsch nach Erkenntnis den natürlichen Durchbruch bewirkt, der mit diesem Erkennen einhergeht. Es ist nicht notwendig, dass du noch länger ein bestimmtes Selbstbild aufrechterhältst. Der Fehler, den du begangen hast, wird unschuldig und verwandelt die Schuld, die das Ego erschaffen hat, in Freiheit. Die Schuld liegt an der Wurzel des Schmerzes, und dein Ego hat dich dazu gebracht, sie zu vergraben und zu verleugnen. Lass zu, dass du dich heute zu einem neueren, wahreren Du gebierst.

Der Himmel steht hinter dir, und die ganze Welt wird davon profitieren, dass eine weitere Schicht der Trennung beseitigt wurde. Und vergiss nicht, dass alles, was dir an dir selbst nicht gefällt, ganz einfach nur ein Selbstkonzept ist. Nimm es an, und es wird befreit. Bekenne dich dazu, und es wird zu neuer Ganzheit integriert. Lass es los, und du brauchst nicht länger ein teures Selbstbild zu unterhalten, für das du mit der Münze des Schmerzes bezahlst.

Lektion 62

Die Welt von Schmerz befreien

„Was außer deinen Überzeugungen
hält die Welt in Ketten?
Und was außer deinem Selbst
kann die Welt erlösen?"

Ein Kurs in Wundern

Wir werden in dem Maße ermächtigt, in dem wir erkennen, dass Wahrnehmung uns nicht auferlegt wird, sondern auf Entscheidung beruht. Die Entscheidungen, die wir bereits getroffen haben, sind zu unseren Glaubenssätzen über die Welt geworden und sind von daher unreflektiert. Wir glauben, dass die Welt tatsächlich so ist, weil wir sie so erfahren und fast jeder mit uns übereinstimmt, und wir erkennen nicht, dass die Art und Weise, in der wir die Welt erfahren, unsere Wahl ist. Die Welt unserer Wahrnehmung und unsere Überzeugungen stützen einander. Tatsache ist, dass jeder eine andere Welt sieht, und manchen scheint sie deutlich heller als anderen. Im Allgemeinen stimmen wir darin überein, was die Beschaffenheit der Realität angeht. Physiker, einige Mystiker, alle Erleuchteten sowie *Ein Kurs in Wundern* sind sich allerdings darin einig, dass wir den Lichtwellen und -teilchen unsere eigenen Entscheidungen darüber auferlegt haben, wie die Welt ist. *Ein Kurs in Wundern* drückt es so aus:

> „Es gibt keine Welt. Heilen ist die Gabe, und du kannst sie von alledem losmachen, für das du sie je hieltest, indem du einfach alle Gedanken änderst, die ihr diese Erscheinungen verliehen haben. Kranke werden geheilt, wenn du jeden Gedanken an Krankheit loslässt, und Tote stehen auf, wenn du Gedanken an das Leben alle Gedanken ersetzen lässt, die du je über den Tod gedacht hast. Deinen Geist von jeder Art des Schmerzes zu befreien heißt nur, dein Denken über dich zu ändern.

> Befreie die Welt! Befreie deinen Geist, und du wirst auf
> eine befreite Welt schauen."

Je mehr wir alle unsere Glaubenssysteme und Selbstkonzepte aufgeben, umso mehr klärt sich unser Geist, und wir werden in immer höherem Maße frei von Konflikten. Alle unsere Glaubenssätze sind in Wirklichkeit nur Glaubenssätze über uns selbst. Wir klären die negativen Selbstkonzepte normalerweise durch Loslassen, Selbstvergebung, Annehmen und Integration. Das lässt neue Ganzheit entstehen. Dunkle Selbstkonzepte verbergen wir vor uns selbst, weil wir Angst vor dem enorm hohen Maß an Schuld und Selbsthass haben, das wir in uns tragen, aber vergraben und kompensiert haben. Wenn wir also den Mut aufbringen, uns unseren Schattenfiguren, unserer Negativität, unserer Schuld, unseren Gefühlen des Versagens und der Wertlosigkeit zu stellen, dann können wir erfolgreich in Richtung dieser neuen Ganzheit vorangehen. Sobald wir die negativen Selbstkonzepte gegen Ganzheit eingetauscht haben, können wir sogar unsere positiven Selbstkonzepte aufspüren, um auch sie durch ein höheres Maß an Ganzheit und Licht zu ersetzen.

Unsere geistige Einstellung zu ändern, indem wir unsere Glaubenssysteme heilen, ist eine bewährte Methode, weil wir Überzeugungen und Glaubenssätze über alles und jeden haben. Ich habe ja bereits erläutert, dass wir, um Schmerz erfahren zu können, Glaubenssätze beispielsweise über Schmerz, Leiden, Verletzung, Opfersein, Schurken, Angst, Schuld, Rache oder Festhalten haben müssen. Wir haben aber auch noch andere Glaubenssätze, die eine Geschichte darüber erzählen, was uns zugestoßen ist und uns in unsere gegenwärtige Lage gebracht hat. Es geht dabei um Herzensbruch, Verrat, Im-Stich-gelassen-Werden, Missbrauch oder andere interessante Geschichten, die durch Glaubenssätze und Urteile geprägt sind.

Neben der Möglichkeit, alle unsere Selbstkonzepte schrittweise zu heilen, gibt es aber auch noch einen schnelleren Weg, der darin besteht, dass wir uns als reinen Geist erkennen. Dies erhebt uns über das Selbst, von dem wir so besessen sind, und bringt uns zur Erkenntnis unseres Einsseins mit Gott.

„Ideen verlassen ihre Quelle nicht", heißt es in *Ein Kurs in Wundern.* Wir haben Gott nie verlassen. Reiner Geist hat uns als reinen Geist erschaffen, und wir sind noch immer im Zustand des Einsseins. Wir sind *ein Selbst*, ungeachtet unseres gegenwärtigen Traums und unserer Glaubenssätze, ungeachtet des Schmerzes und der Trennung, die wir erfahren. Die Erkenntnis, dass wir Geist sind, bringt den Körper ins Gleichgewicht. Sie befreit uns von den Konflikten unseres Verstandes, die wir auf den Körper verlagern. Sie gibt uns unsere wahre Identität zurück, die deutlich hervortreten wird, sobald wir alle unsere Selbstkonzepte aus dem Weg geräumt haben. Je weiter wir uns auf den Weg der Heilung begeben und die Glaubenssysteme über Bord werfen, die uns der Freude berauben, die durch Verbindung entsteht, umso leichter wird es uns fallen, uns daran zu erinnern, dass wir reiner Geist sind. Einige Menschen schaffen es, in großen Sprüngen voranzukommen und sich ein unsagbar großes Maß an Zeit und Schmerz im Leben zu ersparen. Andere Menschen erkennen, dass sie Geist sind, wenn sie an der Schwelle des Todes stehen, und kehren infolgedessen geistig und körperlich wiederhergestellt ins Leben zurück.

Schlage den Weg der Erkenntnis ein, der dich persönlich am stärksten anspricht. Aber auch dann, wenn du den schrittweisen Weg gehst, erst deine negativen und dann deine positiven Selbstkonzepte zu heilen, sodass dein eigener Anteil immer kleiner und der Anteil des Himmels immer größer wird, ist es wichtig, *den Samen der Erkenntnis zu pflanzen, dass du reiner Geist bist, eins mit Gott, Teil aller Schöpfung, erfüllt von Liebe und Licht.*

Nimm dir heute ein wenig Zeit, um über diese Gedanken zu meditieren, denn sie bringen Freiheit von Schmerz und Befreiung vom Leiden.

Lektion 63

Der Kern der Sache

Es gibt eine Geschichte, die du darüber erzählst, wie du an diesen Punkt gelangt bist. Sie berichtet, was dir zugestoßen ist und dazu geführt hat, dass du so leidest, wie du es jetzt tust. Diese Geschichte führt zum jetzigen Moment hin, aber wo und mit wem hat sie begonnen? Was ist dir bloß geschehen, dass du ein solches Bild des Jammers abgibst?! Wir geraten nicht in einen solchen Zustand, ohne jemand anderem die Schuld daran zu geben, dass wir dort gelandet sind, wo wir sind. Was ist dir zugestoßen? Was ist deine Geschichte? Wie bist du in diese Situation geraten? Erzähle dir die Geschichte selbst. Schreib sie nieder. Zeichne sie auf, oder erzähle sie einem Freund. Vermutlich hast du sie dir selbst und allen anderen, die willens waren, dir zuzuhören, bereits immer wieder erzählt. Wovon handelt deine Geschichte? Wie bist du zu dem geworden, was du jetzt bist?

Welche Art von Geschichte ist es? Bist du der Held, das Opfer, der Schurke, oder spielst du alle drei Rollen? Hat ein dummer Fehler, eine verhängnisvolle Schwäche zu deinem Untergang geführt, oder war es Verrat oder tiefe Enttäuschung, die dich dorthin gebracht hat?

Unterziehe deine Geschichte einer genauen Prüfung. Denke über sie nach. Deine Geschichte enthält viele der Glaubenssysteme, die dich quälen. Ist diese Geschichte es wert, den Preis des Schmerzes dafür zu zahlen? Erkennst du, dass sie weit mehr dein Ego als dich selbst unterstützt? Erkennst du, dass sich in deiner Geschichte bis hin zur Selbstbesessenheit alles immer nur um dich dreht? Eine Geschichte, in der sich alles um dich dreht, ganz gleich, wovon sie handelt, ist immer eine Geschichte des Leidens. Neben den sekundären Vorteilen, die es bringt, eine solche Geschichte zu haben, dient sie hauptsächlich dem Zweck, das Ego und unser Gefühl des Getrenntseins zu stärken. Das ist weder in unserem Interesse noch in dem der Menschen in unserer Umgebung. Wen musstest du zu einem „Bösewicht" machen, damit du unabhängig sein konntest? Hast du seither alle Liebe, die der betreffende Mensch dir entgegenbringt, abgewehrt? Du könntest erkennen, dass dies nur eine Geschichte ist, die du erfunden hast, um dich selbst zu verherrlichen –

auch wenn du dich dabei nur mit dunklem Glanz umgibst –, und stattdessen die Liebe einlassen. Du brauchst dich nicht selbst zu verherrlichen, wo Herrlichkeit doch ein Hauptmerkmal deines höchsten Selbst ist. Dein kleines Selbst fühlt sich jedoch benachteiligt und versucht deshalb, sich Bedeutung und Aufmerksamkeit zu verschaffen. Anstelle dieser Geschichte könntest du Frieden haben. Du könntest Liebe und Verbundenheit anstelle dieser Geschichte haben. Das strahlende Licht, das aus dir herausleuchten würde, wenn du diese Geschichte aufgibst, würde das laute Geschrei nach Aufmerksamkeit und Sympathie, um die das Ego mit dieser Geschichte, in die du investiert hast, kämpft, mehr als wettmachen. Deine Geschichte ist eine Geschichte der Benachteiligung, die entweder in der Handlung selbst oder in der Tatsache liegt, dass es eine Geschichte ist.

Um Ganzheit zu erlangen, müssen wir sowohl unsere negativen als auch unsere positiven Geschichten aufgeben. Erkenne, wofür du deine Geschichte benutzt, und lass sie dann los. Lass zu, dass der Himmel deine Geschichte mit liebevoller Behutsamkeit neu schreibt. Wenn du deine Geschichte betrachtest, dann wirst du feststellen, dass sie dir nur als Ausrede gedient hat, um deine Angst vor Liebe zu verbergen. Wenn du die Geschichte loslässt, dann kommst du einen Riesenschritt voran auf dem Weg, die Liebe in dein Leben einzulassen.

Lass heute zu, dass du geliebt wirst. Öffne insbesondere die Tür, mit der die Liebe ausgeschlossen wurde, als deine Geschichte begann. Lass diese Liebe ein. Damit gehst du einen Riesenschritt hin zur Befreiung von deinem Schmerz. Triff diese Entscheidung mit dem Himmel. Damit gehst du einen Riesenschritt zurück zu deinem höchsten Selbst – dem Selbst, das du mit allen Menschen teilst.

Lektion 64

Schmerz ist unvermeidlich

„Schmerz ist unvermeidlich, aber Leiden ist freiwillig."

Buddhistischer Spruch

Die Tatsache, dass wir einen Körper haben und uns als getrennt erfahren, heißt auch, dass wir Schmerz erfahren. Wir können diesen Schmerz jedoch erfahren, ohne seinetwegen zu leiden. Schmerz mutig zu erfahren ist die grundlegendste Heilmethode. Wir erfahren ganz einfach, was ist, ohne davor wegzulaufen. Wir alle haben in unserem Leben ein gewisses Maß an Schmerz zu heilen, der zum Teil existenzieller Natur ist. Es sind die Themen, die unser Erbe darstellen, weil wir in einem Körper in der Welt leben. Dies schließt Erfahrungen wie Schmerz, Alter und Tod ein. Existenzieller Schmerz kann auch von Gefühlen der Bedeutungslosigkeit herrühren oder damit zu tun haben, dass wir uns fragen, weshalb wir hier sind. Existentieller Schmerz schließt Wertlosigkeit ein, denn wenn es keine Bedeutung gibt, dann gibt es auch keinen Wert. Gehen wir diesem Schmerz aus dem Weg, dann verwandelt er sich in psychologisches Leiden. Gehen wir unserem psychologisch-emotionalen Leiden aus dem Weg, dann verlagern wir es auf den Körper.

Schmerz kann sich auf der existenziellen, psychologischen und körperlichen Ebene ausbreiten. Wenn diese drei Elemente einen Teufelskreis bilden, dann hält der Schmerz an, und jede Ebene verstärkt die anderen. Wir können jedoch regelrecht in den Schmerz hineinwaten und unser Leiden im Allgemeinen schon allein dadurch lindern, dass wir den existenziellen und psychologischen Schmerz bewusst erleben. Wenn wir den Schmerz beobachten und unsere volle Aufmerksamkeit darauf richten, dann kommt er nicht nur in Fluss, sondern beginnt auch abzuklingen.

Einer Überlieferung zufolge hat Christus – anders als im Film *Die Passion Christi* von Mel Gibson gezeigt – am Kreuz niemals gelitten. Er hatte so vollständig vergeben, dass er das beste Beispiel für seine eigenen Lehren von Liebe und Vergebung war. Er liebte seine Feinde nicht nur, sondern sah in ihnen gar keinen Feind. Er betrachtete sie ganz einfach als Menschen, die nicht wussten, was sie taten: „Vater, vergib ihnen, denn sie wissen nicht, was sie tun." Das zeigt uns, wie groß die Macht der Heilung ist, und es lässt uns hoffen, dass wir uns nicht nur vom Leiden, sondern auch von Schmerzen befreien können.

Wenn du versuchst, dem Leiden, das du erfährst, aus dem Weg zu gehen, zögerst du das Unvermeidliche nicht nur hinaus, sondern baust es in dir auf. Wenn du dich ihm stellst, kannst du dagegen durch es hindurchgehen. Wir tun meist alles, was in unserer Macht steht, um sowohl dem Schmerz als auch dem Leiden aus dem Weg zu gehen. Ich trete keineswegs dafür ein, dass du deinen Schmerz erleiden sollst. Ich trete dafür ein, dass du deinem Schmerz nicht aus dem Weg gehen sollst. Vermeidung kann nur dazu führen, dass der Schmerz sich aufbaut und du dich ihm später stellen musst. Zwar gibt es in diesem Buch einige Übungen, die dazu raten, die Körperlichkeit von Schmerz aggressiv zu fühlen, aber in den meisten Übungen geht es darum, deinen emotionalen Schmerz zu transformieren, sodass die Wurzen des körperlichen Schmerzes beseitigt werden.

Wenn du vorhast, dich deinem Leiden zu stellen, dann nimm es zunächst einfach wahr und steigere dich dann in es hinein. Du kannst die Kontrolle über deinen Schmerz übernehmen, indem du ihn verstärkst. Sobald du die Kontrolle hast, fällt es dir leichter, den Schmerz zu verringern. Verwandle dich in eine Kugel, und fliege durch dein Leiden hindurch. Das wird deinen Schmerz lindern. Nähere dich dem Schmerz mit der richtigen Einstellung. Das lässt Mitgefühl und Weisheit entstehen. Wenn du deinen Schmerz für eine bestimmte Tagesordnung oder Belohnung brauchst, wirst du allerdings unter ihm und seinetwegen leiden, und er wird andauern.

Körperlicher Schmerz soll uns darauf hinweisen, dass etwas nicht in Ordnung ist. Es ist, als würden wir unseren Finger in eine Flamme halten. Emotionaler Schmerz ist zudem ein Hinweis darauf, dass wir einen Fehler gemacht haben. Er lässt uns wissen, dass wir unseren Finger in ein emotionales Feuer halten, das nicht nur unnötig, sondern auch ein Fehler ist. Wenn wir uns von unserem emotionalen Schmerz befreien, können wir uns dem existenziellen Schmerz stellen und körperliche Schmerzen lindern. Wenn wir das Rätsel der Bedeutung des Schmerzes lösen und dieses Fazit betrachten, dann werden wir vom Schmerz befreit. Spiritualität und die Erkenntnis, dass wir reiner Geist sind, stellen die Gegenmittel zu existenziellem Schmerz dar. Selbst Bedeutungslosigkeit kann leicht gelöst werden, wenn du den

Himmel fragst, worin deine Bedeutung besteht. Der Himmel und der reine Geist verkörpern das Wesen der Bedeutung, weil sie in der Liebe liegt.

Der Geist ist der Arzt des Körpers. Der Geist ist es, der uns heilt. In dem Maße, in dem du die Worte hörst, die zu dir dringen, erfährst du die Gnade, die in den Worten zum Ausdruck kommt. Du hörst die Worte nur dann nicht, wenn du dich davor fürchtest, sie zu hören, Angst vor Veränderung hast oder gegen den Himmel kämpfst. Das bedeutet, dass du dich in einem Autoritätskonflikt befindest und die Bedeutung des Himmels durch deine eigene Bedeutung ersetzt. Viel Glück dabei! Es ist eine todsichere Methode, um ein großes Maß an Schmerz zu erfahren.

Ich möchte den Spruch „Schmerz ist unvermeidlich, aber Leiden ist freiwillig“ also wie folgt ändern:

„Schmerz ist in dieser menschlichen Welt normal,
auf lange Sicht aber unnötig.
Leiden rührt unterdessen daher,
dass wir die Partei des Egos ergreifen für etwas,
das uns wichtiger ist als Frieden.
Wir wollen statt seiner den Frieden wertschätzen.“

Lektion 65

Die Welt fortwünschen

„Es gibt keine Welt losgelöst von deinen Wünschen,
und darin liegt deine letztendliche Befreiung.
Du brauchst nur dein Denken über das zu ändern,
was du sehen willst, und die ganze Welt
muss sich entsprechend auch verändern.
Ideen verlassen ihre Quelle nicht."

EIN KURS IN WUNDERN

Wir erschaffen die Welt, die uns umgibt, nicht nur durch unsere Überzeugungen, sondern auch durch unsere Wünsche, unsere Entscheidungen und das Verlangen, dass sie so sein soll, wie sie ist. Wir wollen Dinge auf eine bestimmte Weise sehen. Wir sind neugierig, was geschehen würde, wenn eine bestimmte Sache eintritt. Wir wollen eine Erfahrung machen. Das alles erschafft die Welt.

Dass wir es tun, verbergen wir vor uns selbst. Wir können uns in einer Sekunde für etwas entscheiden und es in der nächsten Sekunde verdrängen oder die Entscheidung sogar unterbewusst treffen. Dieser Entscheidungsprozess, der unsere Realität erschafft, bekräftigt die Erkenntnisse der Quantenphysik über das Wesen der Realität, wie wir sie erfahren. Wenn wir anfangen, nicht nur über diese Sache nachzudenken, sondern auch darüber, was sie in Bezug auf Schmerz bedeutet, dann öffnen sich ganz neue Ebenen des Verstehens. Wir wollten den Schmerz, und wir wollten die Geschichte, die zu dem Schmerz geführt hat. Unser Bewusstsein erzählt uns natürlich etwas anderes, aber das Bewusstsein ist nicht nur der kleinste Bereich des Geistes, sondern auch der Bereich, der geglaubt hat, wir könnten mit der Wahrheit nicht umgehen, und sie daher geleugnet und vergraben hat. Unser Mangel an Mut, uns unseren falschen Motiven und müßigen Wünschen zu stellen, hat uns dazu gebracht, ein Unterbewusstsein zu erschaffen und damit nicht die Verantwortung für das zu übernehmen, was uns geschieht. Vielleicht ist das die größte Falle von allen.

Wir wollen also einfach einmal ***so tun, als ob*** du den Schmerz und dein Leben, so wie du es erfährst, gewollt hättest. So-tun-als-ob hilft dir zu erkennen, was du vor dir selbst verborgen hast. Weshalb solltest du wollen, dass es so ist? Natürlich wissen wir, dass du den Schmerz und die Opfersituation in Wahrheit nicht gewollt hast, aber das ist einerseits nur eine Leugnung des Bewusstseins, die uns dazu bringt, Dinge in unseren Geist zu schieben, die wir dann dissoziieren und verdrängen, und andererseits das, was sich auf den tiefsten Ebenen des Geistes verbirgt. Es ist offenkundig, dass du Schmerz erfährst. Das heißt, dass es ganz eindeutig sowohl unterbewusste als auch unbewusste Muster gibt, deren Macht größer als deine bewusste Absicht ist. Lass uns deshalb also so tun, als ob du die Situation genau so gewollt hättest, wie sie jetzt ist. Warum ist das so?

Eines der ersten Prinzipien, die ich über das Unterbewusstsein gelernt habe, lautet, dass „die Resultate der Absicht entsprechen". Das heißt mit anderen Worten, dass das, was geschieht, genau das ist, was du beabsichtigt hattest. Wenn du deine Absichten erkennst, kannst du eine andere Entscheidung treffen, in der du nicht nur eine bessere, schmerzfreie Welt sehen kannst, sondern auch eine Welt siehst, die völlig anders ist als die, die du erschaffen hast. Du kannst eine neue Entscheidung treffen, sobald du deine verborgenen Belohnungen entdeckt hast. Worin bestehen sie? Die Angst vor Liebe, der Wunsch danach, unabhängig und getrennt zu sein, das Bedürfnis nach Aufmerksamkeit und Bedeutung sind nur einige wenige der Motive, die sich als Antwort auf diese Frage zeigen könnten.

Sobald du deine Motive erkannt hast und sie einer bewussten Prüfung unterziehst, kannst du auch erkennen, dass du mit ihnen ein ziemlich schlechtes Geschäft gemacht hast, und eine neue Entscheidung treffen. Eine andere Übung besteht darin, auf die Welt zu meditieren, die du vor dir siehst. Erkenne, dass sie nur eine Illusion ist. Sie ist dein Wachtraum, der – wie alle Träume – durch Wunscherfüllung erzeugt wird. Nun kannst du über diese Welt hinaus auf eine von Licht und Liebe erfüllte Welt blicken, von der du ein Teil bist. Stelle dir vor, dass diese Traumwelt eine Bühne ist und dass du hinter das Bühnenbild und die Bühne selbst gehen und zur Tür hinter der Bühne gelangen kannst. Die Vorführung auf der Bühne hat dich so sehr abgelenkt, dass es dir bisher noch nie in den Sinn gekommen ist, einmal hierher zu kommen. Öffne die Tür zu diesem Licht, das von Freude erfüllt ist. Wisse, dass die wirkliche Welt aus Liebe besteht und dass du ein Teil von ihr bist.

Lektion 66

Schmerz als Angst vor Verantwortung

Verantwortung ist eine Charaktereigenschaft, die große Macht besitzt, und sie ist insofern einfach, als sie eine Resonanz auf das ist, was gebraucht wird. Dadurch, dass wir in Resonanz gehen, erzeugen wir Verbundenheit, und Verbundenheit erzeugt positiven Fluss. Wenn wir unsere Verantwortung leugnen, dann bringen wir uns in eine denkbar schwache Position. Wir sind dem Einfluss äußerer Wirkkräfte unterworfen, und somit kann alles geschehen. Wenn wir uns dafür entscheiden, den Körper als das zu sehen, was uns aufgrund äußerer Ursachen – wie Bakterien, Keime oder Viren – krank gemacht hat, dann besitzen wir nur geringe oder gar keine Macht und verstärken damit außerdem noch den Glauben, dass wir ein Körper sind. Wenn wir den Körper für unsere Identität halten, dann halten wir uns selbst für einen Körper, dessen Tod unausweichlich ist.

Ich möchte an dieser Stelle einen anderen Weg der Heilung vorschlagen, der die Verantwortung entschlossen zurückgewinnt. Um die eigene Verantwortung zu erkennen, müssen wir erkennen, dass Krankheiten und Schmerzen von falschen Entscheidungen herrühren, die *wir* getroffen haben. Das verändert die gesamte Wahrnehmung, die wir von uns selbst und der Welt haben. Es heißt auch, dass die Verantwortung in unseren Händen liegt. Folglich spiegeln Medikamente und Verfahren, die positiv wirken, unsere eigenen positiven Entscheidungen wider. Was als äußere Kraft wirkt, zeigt ganz einfach unsere inneren Wünsche, an unserem heimlichen Selbstangriff gemessen. Am Ergebnis zeigt sich, welche der beiden Kräfte stärker ist. Dieser Blickwinkel lässt uns erkennen, dass die Welt uns nichts antut, ohne dass wir es wollen.

Schmerz heißt, dass wir die falsche Methode benutzt haben, um ein Problem zu lösen, und sie dann ins Unterbewusstsein verbannt haben. Anschließend erfahren wir uns als Opfer unserer Welt. Das bedeutet, dass wir eine andere Sache für eine größere Bedrohung gehalten haben als Krankheit und Schmerz. Wir haben entschieden, wie wir mit der Bedrohung umgehen wollen, und einen Verteidigungsmechanismus nach dem anderen – einschließlich Krankheit – in Stellung gebracht, um dieser vermeintlich realen Drohung zu begegnen. Die Tatsache, dass wir die Entscheidung selbst getroffen haben, müssen wir dann jedoch verdrängen, und wir müssen vergessen, dass wir sie verdrängt haben. Das lässt es so aussehen, als würde etwas außerhalb unserer selbst uns gegen unseren Willen beeinflussen. Wir verleugnen das, was uns zugestoßen ist, und glauben, dass es „natürliche und zufällige Ursachen" hat. Nichts könnte unnatürlicher sein. Weil wir uns auf kollektiver Ebene aber eingeredet haben, dass es so ist, leben wir vergnügt und munter in einer Welt voller Opfer, die für das, was geschieht, keine Verantwortung übernommen haben. Immer mehr wird ins Unterbewusstsein geschoben, während wir gleichzeitig immer weniger Eigenverantwortung für das übernehmen, was in unserem Leben geschieht, bis wir schließlich enttäuscht den Weg einschlagen, der zum Tod führt, und uns selbst, das Leben, Gott und alle verfluchen, die unserer Meinung nach schuld daran sind.

Wenn wir dagegen die Verantwortung übernehmen, können wir die kranken und falschen Entscheidungen sehen, die wir getroffen haben. Und wenn wir die Sinnlosigkeit unserer schmerzhaften, unwahren Entscheidungen erkennen, dann geben wir sie ganz natürlich auf und treffen eine andere Entscheidung.

Nun wollen wir Verantwortung übernehmen, und zwar nicht nur für den Schmerz, den wir jetzt erleiden, sondern ***für alle Zeiten in unserem Leben***, in denen wir gelitten haben.

Welcher Angst wollten wir durch unser Leiden aus dem Weg gehen?

Was wollten wir durch das damalige und gegenwärtige Leiden in unserem Leben gewinnen?

Wen wollten wir durch unser Leiden kontrollieren, um zu beweisen, dass wir das Sagen haben sollten?

Auf welche Weise haben wir versucht, uns durch das, was geschehen ist, selbst zu kontrollieren?

Die Antworten auf diese Fragen zeigen uns, was wir mit unseren unvernünftigen Entscheidungen nicht erreichen können, sodass wir nun neue, wahrere Entscheidungen treffen können. Verpflichte dich heute der Verantwortung. Verpflichte dich, deinen Geist zurückzugewinnen. Verpflichte dich, das zu erkennen, was du verleugnet hattest, damit es befreit werden kann. Gewinne deinen Geist zurück, damit du ihn nutzen kannst, um Freude anstelle von Schmerz zu erfahren.

Lektion 67

Schmerz – der ultimative Autoritätskonflikt

Es ist an der Zeit, Schmerz in einem neuen Licht zu zeigen, einem Licht, das wir in den tiefsten Tiefen des Unbewussten verborgen haben, weil es uns schwerfällt, uns selbst in diesem Licht zu sehen. In der Tat können die meisten Menschen kaum glauben, dass es wirklich so ist. Als ich in *Ein Kurs in Wundern* zum ersten Mal etwas über diese Wurzeldynamik las, die bewirkt, dass wir Schmerz als Teil unseres Autoritätskonflikts mit Gott benutzen, um zu beweisen, dass Gott ein schlechter Gott ist und wir im Grunde seine Stelle einnehmen sollten, da vermochte ich die Wahrheit dieser Worte bereits zu erkennen. Später konnte ich sie auch spüren, und vor ungefähr zwanzig Jahren gelang es mir mit Hilfe einiger feinfühliger Klienten, zu dieser Ebene des Geistes vorzudringen, um derart tief eingepresste Probleme aufzulösen. Sobald wir dieses Thema im Licht der Vernunft betrachten, erkennen wir, dass unsere vergrabene Logik töricht und gar kein echter Grund ist. Folglich sind wir bereit, den falschen Zweck aufzugeben, dem zuliebe wir bereit waren, den Preis des Schmerzes zu zahlen.

Wenn wir für unseren Schmerz selbst verantwortlich sind, dann müssen also die dahinter stehende Logik und Absicht ganz offensichtlich Wahnsinn sein. *Auf der tiefsten Ebene des Geistes* spiegelt diese Dynamik des Schmerzes unsere versteckte Neigung wider, Macht – nämlich Gottes Macht – zu rauben, während wir versuchen, uns seines Throns zu bemächtigen und uns selbst auf diesen Thron zu setzen. Wir projizieren, dass Gott wahnsinnig und machthungrig ist und dass er alle Autorität und Befehlsgewalt für sich behalten will. Der einzige Weg, Gott einen Strich durch die Rechnung zu machen und zu beweisen, dass unsere Macht größer ist als seine, besteht deshalb darin, dass wir sterben. Damit beweisen wir zumindest uns selbst, dass wir mächtiger sind als Gott, weil wir sterben, ohne dass er uns daran hindern kann. Angesichts der geisteskranken Logik, mit der wir Gott durch unsere eigene wahnsinnige Projektion in etwas anderes als einen liebenden Vater verwandelt haben, ist der Weg der Heilung zugleich ein Weg geistiger Gesundung, auf dem wir Verantwortung für unsere Gedanken übernehmen, weil sie unsere Erfahrung verursachen.

Wäre Gott tatsächlich etwas anderes als ein liebender Vater, dann würde Heilung auch zeigen, wo wir verloren haben und wo er über uns triumphiert hat. Genau dieses Denken müssen wir um jeden Preis vor uns selbst verbergen. Wenn Schmerz zu einem Mittel des Sieges geworden ist, dann haben wir Schwäche zu unserer Stärke gemacht. In einem Akt der ultimativen Rebellion und Auflehnung wenden wir uns von der Gnade ab und beweisen, was für ein trauriges, hoffnungsloses und hilfloses Geschöpf wir sind. Dadurch, dass wir uns für den Tod entscheiden, zeigt der Tod unsere Macht, denn statt von Gott getötet zu werden, den wir als den großen Feind betrachten, rauben wir seine Macht und tun es selbst.

Verstecke diese Dynamik nicht vor dir selbst. Sieh sie dir genau an. Unterziehe sie einer Prüfung, auch wenn du nicht an sie glaubst. Sobald du sie sehen kannst, erkennst du sie als den törichten Fehler, der sie ist, und deshalb wird sie natürlich verdrängt und geleugnet. Bei uns allen ist normalerweise ein sehr ähnliches Muster am Werk, das mit unseren Eltern zu tun hat und dem eine Dynamik der ödipalen Verschwörung zugrunde liegt. Wir haben Mordgedanken auf den gleichgeschlechtlichen Elternteil projiziert, und in dem Versuch, ihm den Elternteil des anderen Geschlechts fortzunehmen, gelangen wir zu der Überzeugung, dass wir Versager, Diebe, Mörder und Verräter sind. Obwohl diese Schattenfiguren, die wir verdrängt haben, im Licht logischen Denkens in unserem Bewusstsein nicht bestehen könnten, glauben wir diese Dinge über uns selbst dennoch und bestrafen uns entsprechend.

Wir vergraben diese Dynamiken, indem wir sie kompensieren und gute, nette, tief religiöse Menschen sind. Nachdem wir den Machtkrämer in uns verurteilt und dadurch gestärkt haben, müssen wir ihn vergraben. Die Tatsache, dass wir vor uns verbergen, was wir wirklich sind, macht uns zum sprichwörtlichen „in sich gespaltenen Haus", von dem es bereits in der Bibel heißt: „Kein Haus, das in sich gespalten ist, wird Bestand haben."

Alles, was mit unserem Bewusstsein in Konflikt steht, haben wir vergraben, aber das ändert nichts daran, dass es ein Konflikt ist. Der Autoritätskonflikt erzeugt Angst und Schmerz. Wir fürchten uns davor, den Teil unseres Egobewusstseins anzuerkennen, der ein „perverser Hund" ist, und zahlen den Preis des Schmerzes, um unser verzweifeltes Verlangen danach zu verbergen, der „Boss" zu sein und immer alles unter Kontrolle zu haben.

Es ist an der Zeit, das zu sehen, was ist, und diesen Wahnsinn loszulassen. Lass Gott deshalb Gott sein, und werde wieder zu seinem Kind.

Lektion 68

Schmerz als Verwechslung der Ebenen

Es gibt drei verschiedene Bereiche oder Ebenen, die uns Menschen ausmachen, aber letztendlich ist nur eine einzige Ebene wahr. Die erste und grundlegendste Ebene ist der Körper. Fast alle Menschen haben sich als Körper identifiziert. Deshalb stoßen „uns" Dinge zu, die nicht unserer Kontrolle unterliegen und die wir erleiden müssen. Der zweite Aspekt ist unser Geist oder – wenn du so willst – unsere Seele. Die Konflikte des Geistes, die den Körper heimsuchen, sind das, was zu Krankheit und Schmerzen führt. Diese Ebene kannst du dir so vorstellen, dass dein Körper ein armes, dummes Tier ist, das du schlägst, wenn du dich über dich selbst, deine Arbeit oder deine Beziehungen ärgerst.

Als ich anfing, auf dem Gebiet ganzheitlicher Heilung zu arbeiten, entdeckte ich, dass zwischen Gesundheit und Heilung der Vergangenheit ein direkter Zusammenhang besteht. Die erste Klientin, mit der ich auf einer ganzheitlichen Ebene arbeitete, unterzog sich einer geistigen Heilung, erhielt eine Therapie von mir und stellte ihre Ernährung um. Gemeinsam mit mir arbeitete sie sich durch das Trauma ihrer frühen Kindheit, das von körperlicher Gewalt geprägt war, und durch die spätere mentale und emotionale Folter, der ihr verstorbener Mann sie unterworfen hatte. Sechs Monate nach der ursprünglichen Diagnose traf sie den Arzt wieder, der sie damals an einen Spezialisten verwiesen hatte. Bei ihrer ersten Begegnung war sie so krank gewesen, dass er, als er sie wiedersah, herausplatzte: „Wieso leben Sie noch?"

Meine Freundin, die drei Tumore gehabt hatte, von denen einer so groß wie ein Rugbyball gewesen war, versuchte ihm zu erklären, was sie unternommen hatte, aber er sagte nur: „Nein, nein, es spielt überhaupt keine Rolle. Egal, was es war, machen Sie auf jeden Fall damit weiter."

Dies war meine erste praktische Erfahrung, in der ich eine Verbindung zwischen Körper und Geist erkannte. Später lernte ich, dass Körper und Geist nicht im eigentlichen Sinne miteinander verbunden sind, sondern dass diese Verbindung nur dann existiert, wenn die Ebenen verwechselt werden.

Eine Methode, Gesundheit zu erlangen, besteht darin, Körper und Geist als vollständig voneinander getrennt zu betrachten, damit wir den Körper nicht zum Prügelknaben des Geistes machen, denn das ist die schlimmste Form der Verwechslung, die es gibt.

Die dritte Ebene, die alles wieder gutmacht, ist unser Selbst als reiner Geist. Man könnte sagen, dass Evolution die allmähliche Erkenntnis des Geistes ist, dass er reiner Geist ist. Das führt uns aus der Zeit heraus und in die Zeitlosigkeit hinein. Es gibt drei unterschiedliche Ebenen, und je höher die Ebene der Erkenntnis, das heißt, des reinen Geistes, umso mehr fallen unsere Grenzen fort.

Uns als reinen Geist zu sehen und zu erkennen heißt, dass Heilung automatisch geschieht. Den Geist vom Körper zu trennen heißt zu erkennen, dass die Konflikte des Geistes keine Auswirkung auf den Körper haben, weil diese Konflikte den Geist nur dann verlassen, *wenn wir die Ebenen verwechseln*. Wenn die Dinge den Geist in Wirklichkeit nicht verlassen, haben sie auch keine Wirkung auf den Körper. Auch diese Erkenntnis kann den Körper heilen.

Uns mit dem Körper gleichzusetzen ist demzufolge ein Abwehrmechanismus, Teil unseres Autoritätskonflikts mit dem Schöpfer, von dem wir als reiner Geist erschaffen wurden. Gleiches geht aus Gleichem hervor. Von Gott, dem höchsten, reinen Geist des Einsseins, wurden wir also als reiner Geist geschaffen. Von der höchsten Liebe wurden wir als Liebe erschaffen. Vom höchsten Licht wurden wir als Licht erschaffen. Wir aber, gefangen in unserem wahnsinnigen Traum des Getrenntseins, der zugleich ein Traum des Leidens ist, haben rebelliert, um eine dingliche Welt zu schaffen. Wir mögen zwar träumen, dass wir hier leben, aber es ist nicht unser Zuhause, und irgendwann werden wir unser wahres Zuhause erreichen, das uns sogar jetzt zu uns selbst als reinem Geist zurückruft, als Teil von „Allem-was-ist".

Wir wollen erkennen, dass unser Körper ein Werkzeug ist, das uns dazu dient, zu lernen, zu wachsen und zu teilen. Liebe und Heilung führen uns unaufhaltsam hin zur Freude des Einsseins. Wir wurden als Teil dieses Einsseins geschaffen. Solange wir noch in einem Körper leben und unseren Geist benutzen, wollen wir unsere Konflikte nicht im Körper austragen. Wir wollen uns heute als reinen Geist erkennen, mit all der Liebe und dem Frieden, die es uns nicht länger erlauben, uns gegen die Wahrheit zu wehren, dass wir reiner Geist sind. Das bringt Licht, wo bislang Dunkelheit herrschte, und es befreit uns von Schmerz und Begrenzung.

Lektion 69

Schmerz persönlich nehmen

Ein Weg, Schmerz zu erzeugen oder zu verstärken, besteht darin, ihn persönlich zu nehmen. Vor kurzem habe ich mit einer Frau gearbeitet, deren Tochter und Enkel zu Besuch gekommen waren. Sie hatte enorm viel Aufhebens um diesen Besuch gemacht, unter anderem einen kleinen Elefanten gemietet, das Haus von oben bis unten geputzt und eine ganze Reihe besonderer Vergnügungen und Aktivitäten geplant, einschließlich einer Begegnung mit den Angestellten ihrer Firma.

Als sie mir die Geschichte erzählte, weinte die Frau herzzerreißend. „Meine Tochter liebt mich nicht. Sie ist eine Nacht geblieben und hat sich und meine Enkelkinder dann in einem Fünf-Sterne-Hotel eingemietet."

Ich sagte: „Es ist alles in Ordnung. Deine Tochter liebt dich. Sie wollte bei ihrem neuen Freund und seinen Kindern sein, die auch in diesem Fünf-Sterne-Hotel gewohnt haben. Du hast keine Klimaanlage, und es waren die heißesten Wochen des Sommers. Deine Tochter ist lediglich egozentrisch. Sie macht einfach, was sie will. Es hat nichts mit dir zu tun."

Sie verstand sofort und war erleichtert. Ich wies sie außerdem darauf hin, dass ihre eigene Mutter sich ihr gegenüber kurz zuvor ganz ähnlich verhalten hatte wie jetzt ihre Tochter und dass das Verhalten ihrer Mutter ihr gegenüber ebenso wenig persönlich gemeint war. Ihre Mutter war nun einmal so. Ich erklärte ihr, dass es, wenn sowohl ihre Tochter als auch ihre Mutter sich ihr gegenüber so verhielten, offenkundig eine Lektion gab, die sie zu lernen hatte. Die erste Lektion lautete, dass das, was sie schmerzte, ein Bedürfnis war, das sie zuerst von ihrer Mutter und dann von ihrer Tochter erfüllt haben wollte. Wenn ein Bedürfnis im Spiel ist, dann findet eine Form von Nehmen statt, und Nehmen in jeder Form ist letztlich erfolglos und führt dazu, dass man sich verletzt oder besiegt fühlt.

Auch Menschen, die körperliche Schmerzen haben, nehmen diese oft persönlich und fragen: „Warum muss mir das passieren? Warum tut Gott mir das an? Wie kommt es, dass so etwas immer mir passiert?"

Das ist ein Fehler. Schmerz ist nicht persönlich. Das gilt auch für die emotionalen Ereignisse, die zu dem körperlichen Schmerz geführt haben.

Zahllose Menschen leiden genau in dieser Minute an vielen Formen von Schmerz. Es gibt ihn ständig, und es geht dabei nicht immer um dich. Wenn du dich überwinden kannst, dann wirst du erkennen, dass die Menschen sich verletzend verhalten, weil der dissoziierte Schmerz, den sie in sich tragen, sie dazu bringt, selbstsüchtig zu handeln, um entweder ein Gegenmittel gegen den Schmerz zu finden oder ein Bedürfnis erfüllt zu bekommen.

Schmerz ist etwas, das viele andere Menschen genau jetzt erfahren. Segne sie. Segne dich selbst. Du bist in dieser Erfahrung weder allein noch einzigartig. Hab daher Mitgefühl mit dir selbst und deinen Mitmenschen, und verstärke deinen Schmerz nicht dadurch, dass du ihn persönlich nimmst. Wenn du erkennst, dass andere Menschen in einer ähnlichen Situation sind, dann blüht dein Herz auf, dein Mitgefühl wächst, und das lindert deinen Schmerz.

Lektion 70

Deine Aufmerksamkeit

Schmerz lenkt uns ab. Er sorgt dafür, dass wir unsere Aufmerksamkeit von dem inneren Konflikt, der den Schmerz hervorgerufen hat, fortlenken und sie stattdessen auf den Schmerz selbst richten. Unsere Aufmerksamkeit ist aber auch nicht voll auf unseren Schmerz gerichtet, denn wenn wir sie voll auf unseren Schmerz richten würden, dann würde dadurch ein Prozess der Entfaltung in Gang gesetzt. Körperliche Schmerzen, die auf eine tiefe Weise empfunden werden, beginnen sich zu verändern, sodass auch das Gefühl des Leidens sich verändert, während es wirklich erfahren wird. Es ist durchaus möglich, dass unsere Schmerzen zunächst schlimmer werden, weil wir versucht haben, das Leiden zu unterdrücken und „durchzustehen", statt es zu fühlen. Dennoch ist es so, dass es sich, wenn wir es beobachten, irgendwann zu entfalten und – gleichsam Gefühl um Gefühl – zu entwirren beginnt. Wenn dies geschieht, können wir viel besser mit dem Schmerz umgehen.

Wenn wir emotionalem Schmerz unsere volle Aufmerksamkeit widmen, dann zeigt er uns irgendwann das Thema, das mit ihm verbunden ist und ihn antreibt. Die Wurzel dieses emotionalen Kummers liegt in der Vergangenheit. Wenn wir unseren emotionalen Schmerz beobachten und uns nicht davon abwenden, führt er uns irgendwann zu den Wurzeln zurück, an denen er begonnen hat, und wenn wir ihn auch dort weiterhin genau beobachten, dann entwirren sich sogar die Wurzeln selbst. Die letzte Wurzel ist natürlich unsere ursprüngliche Trennung vom Himmel, der so genannte „Sündenfall". Er birgt die uranfängliche Schuld, den uranfänglichen Schmerz und die uranfängliche Getrenntheit, durch die alle kollektiven, unbewussten und unterbewussten Muster genährt werden, die der Beobachtung und Heilung der ursprünglichen Trennung auf schmerzhafte Weise im Weg stehen.

Wie oft laufen wir mit Hilfe von Drogen, Unterhaltung oder anderen Ablenkungen vor unserem emotionalen Schmerz davon. Dies zögert das Unvermeidliche jedoch nur hinaus. Der Schmerz wartet auf uns oder nimmt einfach eine andere Form an. Wie oft beobachten wir, statt Zeuge unseres Leidens zu sein, wie unser „Selbst“ leidet, sodass die Erfahrung des Schmerzes zur Erfahrung des leidenden Selbst wird. Das ist ein sehr großer Unterschied, denn wenn wir nur unser leidendes Selbst beobachten, stärken wir unser Ego, was früher oder später zu noch mehr Leiden führt, während das einfache Beobachten des Leidens selbst zu seiner Heilung führt. Es ist ein Unterschied, ob wir das Leiden beobachten, das wir erfahren, oder ob wir das Leiden beobachten, das ***wir*** erfahren, um dadurch etwas Besonderes zu sein.

Fürchte dich heute also nicht vor deinem Leiden. Wenn du dich dagegen wehrst, wird es nur größer. Deine Angst verstärkt den Schmerz. Wende dich nicht von deinem Schmerz ab, sondern zu ihm hin. Wenn du extrem starke Schmerzen hast, brauchst du möglicherweise etwas, um sie zu lindern, damit du die Übung überhaupt durchführen kannst. Übernimm Verantwortung für deine Heilung, und entscheide dich für das, was am besten für dich ist. Der Schlüssel liegt darin, dich in die Richtung zu wenden, die zu deinem Schmerz hin- und nicht von ihm fortführt. Schenke ihm deine Aufmerksamkeit. Lass zu, dass er dich etwas lehrt. Lass zu, dass dein Herz sich voller Mitgefühl öffnet, wenn du erkennst, wie groß der Teil der Welt ist, der mit dir leidet. Sei dir bewusst, dass, wenn du dich von deinem Schmerz abwendest, du beobachtest, wie ***du*** leidest, anstatt Zeuge des Leidens selbst zu sein. Das stärkt nur dein Ego, und du benutzt es, um *deine* Geschichte zu erzählen. Die tiefste Wurzel deines Schmerzes ist deine Getrenntheit. Sei ganz einfach aufmerksam für dein Leiden. Dann wird das, was dich von dir selbst, dem inneren Licht, anderen Menschen und dem Göttlichen trennt, sich zu neuer Verbindung entfalten.

Lektion 71

Den Körper versklaven

Den Körper zu versklaven bedeutet, dass wir ihn alle Launen unserer Gedanken, Konflikte und Emotionen ertragen lassen. Der Körper wird gefoltert für den Mangel und die Probleme unseres Geistes. Stelle dir nur einmal vor, wir würden unseren Hund oder unsere Katze genauso grausam behandeln wie unseren Körper. Höchstwahrscheinlich würden wir verhaftet werden. Die Tatsache, dass wir ein Problem an unserem Körper auslassen, bedeutet, dass wir uns in einem inneren Konflikt befinden und daher geistig und emotional festgefahren sind. Wenn der Konflikt auf den Körper verlagert wird, dann ist dies ein Zeichen dafür, dass wir uns nicht mit ihm befassen wollen oder dass er aus der Tiefe des Geistes kommt und durch Verleugnung, Dissoziation und nun auch noch Ablenkung zugedeckt wird. Der Versuch, unseren Körper – oder, was das angeht, auch einen anderen Menschen – zu versklaven, ist eine Kompensation für unsere Gefühle von Hilflosigkeit, mangelndem Selbstwert und Versklavung. In Wirklichkeit ist der Körper neutral und unterstützt uns in seiner Funktion als unser Werkzeug der Heilung und des Lernens. Er ist mit unserem Spielstein in einem Brettspiel oder unserer Figur in einem Videospiel vergleichbar.

1983 hörte ich Dr. David Bohm – einen führenden Quantenphysiker – sagen, man habe in der Quantenphysik gerade entdeckt, dass wir nicht wirklich hier seien, sondern dass unsere Körper ein dreidimensionales, projiziertes Hologramm seien und dass man nun herauszufinden versuche, wer uns projiziert habe. Man kann es damit vergleichen, dass wir ein Videospiel spielen und uns so sehr mit diesem Spiel identifizieren, dass wir vollkommen vergessen, wer wir sind, und glauben, wir seien die Hauptfigur des Spiels, oder dass wir uns so sehr in einen Film hineinversetzen, dass wir völlig vergessen, dass es ein Film ist.

Wir glauben, wir seien unser Körper und nicht das Bewusstsein, das ihn antreibt. Wenn unsere Evolution noch weiter voranschreitet, werden wir entdecken, dass wir nicht unser Bewusstsein sind, sondern der reine Geist, den es nachgeahmt hat. Bewusstsein existiert in Dualität, Trennung und Konflikt.

Bewusstsein ist immer das Bewusstsein für ein Objekt, das wir als außerhalb von uns selbst und getrennt von uns selbst erfahren. Bewusstheit kommt dagegen aus dem Reich des Geistes und ist das, was im Einssein existiert.

Wenn wir lernen, die drei Ebenen von Körper, Geist oder Bewusstsein und reinem Geist zu unterscheiden, dann können wir auch lernen, sie zu trennen und nicht falsch zu gebrauchen. Wir können uns mit jeder dieser drei Ebenen identifizieren. Wir können glauben, dass wir unser Körper sind, und die Schwäche, Unsicherheit und Opferrolle erleiden, die mit unserer Identifikation als Körper einhergehen. Wir können jedoch auch glauben, dass wir unser Bewusstsein sind. In diesem Fall steuert unser Bewusstsein unser Handeln, unsere Vorwärtsbewegung und unsere Heilung. Würden wir erkennen, dass wir unser Geist oder Bewusstsein sind, dann würden wir auf natürlichere Weise die Verantwortung für unsere Lebenssituation und für den Zustand unseres Körpers als Lernwerkzeug übernehmen. Die höchste Identifikation ist jedoch die Identifikation mit dem reinen Geist. Sie würde die beiden anderen Ebenen ins Gleichgewicht bringen. Sie würde sowohl die Konflikte des Geistes als auch die Dysfunktionen des Körpers heilen. Sie würde uns der Gnade und göttlicher Liebe öffnen.

Während meiner Nahtod-Erfahrung verließ ich meinen Körper, und es fühlte sich so an, als sei ich meilenweit von ihm entfernt. Ich schwebte den ersten Korridor entlang und hatte das Gefühl, vollkommen bewusst und von Frieden erfüllt zu sein, während die Sinne meines Körpers sich abschalteten. Ich erkannte, wie leicht der Tod ist. Es ist so, als ob man einschläft. Als ich allerdings zu dem Abgrund am Ende des ersten Korridors gelangte, beschloss ich, „nicht aufzugeben“, drehte um, schwebte den Korridor entlang zurück und schlüpfte wieder in meinen Körper, der von sehr starken Schmerzen gequält wurde.

An diesem Punkt erkannte ich, dass ich nicht mein Körper, sondern meine Seele war. Wie Dr. Elisabeth Kübler-Ross mir später erklärte, hätte ich, wenn ich den zweiten Korridor hinabgegangen wäre, das Licht gesehen und mich selbst vermutlich als Licht oder reinen Geist erkannt.

Wir brauchen solche dramatischen Erfahrungen nicht, um zu erkennen, dass wir nicht unser Körper sind. Die Erkenntnis, dass wir Bewusstsein sind, verleiht uns große Macht. Zu erkennen, dass wir reiner Geist sind, bedeutet, dass wir noch größere Macht haben und unser Einssein erkennen. Wenn wir als reiner Geist eins mit Gott sind, dann sind wir grenzenlos. Es gibt nichts, was wir nicht tun können, und wir können die Macht der Wunder unser Eigen nennen.

Erkenne dich selbst heute als denjenigen, der das Videospiel spielt, und nicht als die Hauptfigur in diesem Spiel, die es auslebt. Bitte deinen reinen Geist um Inspiration, Führung und Gnade, denn sie würden dir die Angst nehmen, die bewirkt, dass du den Körper benutzt, um dich von der Lektion und der Heilung abzulenken und fernzuhalten, die direkt vor dir liegen. Es ist immer eine Lektion, die deine Angst auflöst, Schuld heilt und den Schmerz befreit.

Bitte darum, dass du deine Lektion über den Schmerz mühelos lernen mögest und dass die Angst und die Schuld, die den Schmerz hervorgerufen haben, schnell aufgelöst werden, damit du auf natürliche Weise zum nächsten Schritt der Entwicklung, Ermächtigung und Ganzheit vorangebracht wirst.

Lektion 72

Wie du dorthin kamst, wo du jetzt bist

Wir erzählen Geschichten und erfinden Mythen. In unserer Vorstellung sind wir eine Legende. Wir erzählen über alles Geschichten, denn so funktioniert unser Verstand. Jetzt wäre ein guter Zeitpunkt, die Geschichte darüber, wie du zu deinem gegenwärtigen Schmerz gekommen bist, niederzuschreiben, aufzuzeichnen oder einem guten Freund zu erzählen, der bereit ist, dir zuzuhören. Verschönere deine Geschichte. Übertreibe sie. Fang mit deiner Geschichte so weit wie möglich in der Vergangenheit an. Erzähle, was dir zugestoßen ist und wie es geschehen konnte, dass einem so guten Menschen wie dir aller Schmerz der Welt aufgebürdet wurde. Bereite alles vor, was du benötigst, um die Geschichte zu erzählen. Überlege eine Minute, und dann beginne. Nimm dir so viel Zeit, wie du brauchst, aber zieh sie nicht so sehr in die Länge, dass du am eigentlichen Thema vorbeigehst. Wenn du künstlerisch begabt bist, dann zeichne oder male Bilder der wichtigsten Punkte. Halte deine Bilder aber von jedem Urteil frei. Lass zu, dass sie dich zeichnen oder malen. Deine Bilder dienen noch einem anderen Zweck, der mehr mit Heilung als mit Kunst zu tun hat.

Sobald du deine Geschichte niedergeschrieben, aufgezeichnet oder erzählt hast, lies sie durch, spiele sie ab oder lass deinen Freund die wichtigsten Punkte noch einmal wiederholen. Falls du Bilder gemalt oder gezeichnet hast, schau sie dir an. Was fällt dir auf, wenn du über die Geschichte und die Bilder nachdenkst?

Frage dich dann, wie viele Geschichten dieser Art du in dir trägst.

Frage dich, welche Wirkung diese Geschichten auf dein Leben gehabt haben oder jetzt noch haben.

Frage dich, zu welchem Zweck du diese Geschichte hast.

Was wolltest du bekommen, indem du diese Geschichte erzählst?

Was hat diese Geschichte dir zu tun erlaubt?

Welche Ausrede hat dir diese Geschichte des Schmerzes geliefert?

Wie und zu welchem Zweck hast du deine Geschichte und den aufkommenden Schmerz eingesetzt?

Nachdem du alle Fragen beantwortet hast, denke darüber nach, ob dein Versuch, das zu bekommen, was du wolltest, erfolgreich war. Frage dich, ob die Geschichte und der damit verbundene Schmerz dich glücklich gemacht haben, denn schließlich waren beide ein Versuch, etwas zu bekommen, von dem du glaubest, dass es dich glücklicher machen würde.

Hat es funktioniert?

Auf den tiefsten Ebenen ist jede Geschichte ein Versuch, uns zu einem stärkeren Ego zu verhelfen. Dein Ego ist das, was dich von anderen Menschen, dem Leben und dem Erfolg trennt. Willst du dein Ego wirklich auf Kosten deiner Gesundheit und deines Lebens aufbauen?

Oft reichen deine Geschichten bis zu den fundamentalen Mustern zurück, die dein Leben lenken. Nimm wahr, welche Wirkung *dieses* fundamentale Muster auf dein Leben hatte. Denke darüber nach. Beobachte es. Ergründe es.

Wenn du dem Muster deine volle Aufmerksamkeit schenkst, wird es sich ganz spontan verändern, vor allem dann, wenn du deine verborgene Tagesordnung erkennst. Du brauchst diesbezüglich nicht einmal eine bewusste Entscheidung zu treffen oder das Muster loszulassen. Die Geschichte wird sich auf positive Weise entfalten. Sie wird das tun, was in ihrer Entwicklung als Nächstes geschieht, und in dem Maße, in dem sie sich verändert, wirst du neue Freiheit finden. Halte deine Aufmerksamkeit auf sie gerichtet, bis sie sich vollkommen positiv entfaltet hat. Falls sie festzustecken scheint, frage dich, was du nicht loslassen willst, weil du Angst davor hast, es zu tun. Lass es los, und geh weiter.

Lektion 73

Schmerz durch Segen auflösen

Segnen ist das Gegenteil von Urteilen, und in *Ein Kurs in Wundern* heißt es: „Vom Urteil kommt alles Leiden der Welt." Segnen beruht auf Annehmen und fügt ihm einen Aspekt des Gebens von unserer Seite hinzu, zu dem der Himmel sein Maß an Gnade beisteuert. Segnen lässt Fluss entstehen.

Beginne den heutigen Tag, indem du deinen Schmerz segnest. Segne ihn häufig. Segne dich selbst und jeden Menschen, mit dem du heute in Berührung kommst. Segne dein Zimmer, dein Bett und deine Mahlzeiten. Gehe eine Partnerschaft mit dem Himmel ein, indem du mit Worten wie „Gott segne dich" allem und jedem deine Segenswünsche zuteil werden lässt.

Segne deinen Tag, bevor er beginnt. Segne ihn noch einmal, wenn er zu Ende ist. Segne deinen Schlaf. Segne sowohl die lebenden als auch die verstorbenen Mitglieder deiner Familie. Segne deine Freunde. Segne deinen Partner. Segne die Sonne. Segne die Natur. Segne den Regen. Segne den Mond und die Sterne. Segne dein Auto, dein Haus, deine Kleider und deine Arbeit. Segne das Leben, und segne dein Leben. Segne Gott. Segne deinen nächsten Schritt. Segne Sex und Nähe. Segne deine Feinde. Segne dein Geld, deine Gesundheit und deine Arbeit.

Höre nie auf zu segnen. Segne mit frohem Herzen. Segne alle Menschen, die du bewusst oder unbewusst verflucht hast. Segne heute jeden Menschen und alle Dinge. Segne unaufhörlich, denn wie Vertrauen sorgen auch Segenswünsche dafür, dass die Dinge sich auf eine positive Weise entfalten. Lass heute zu, dass Segenswünsche dich voranbringen. Segne deinen Körper. Segne deinen Geist, und segne deine Umstände. Menschen brauchen Segenswünsche dann am dringendsten, wenn ihre Situation am schlimmsten ist.

Mache das Segnen zu einer Lebenseinstellung, vor allem dann, wenn du versucht bist, zu urteilen. Urteilen gibt dir Recht, aber es sperrt dich auch so in die Situation ein, wie du sie verurteilt hast. Segne stattdessen. Segnen leistet einen positiven Beitrag für Situationen oder Menschen, die Hilfe brauchen.

Lektion 74

Befreiung von Schmerz

Befreiung von Schmerz ist einfach, wenn du bereit bist, dein Denken zu ändern. Es gibt einen Ort in dir, an dem du dich in einem Konflikt befindest. Glaubenssysteme prallen voneinander ab, oder du bist zum Sklaven von Glaubenssätzen geworden, die mit Schuld, Schmerz oder Selbsterwartungen zu tun haben. Dein Ego hat dich davon überzeugt, dass dir die Zukunft noch größeren Schmerz bringen wird als die Gegenwart. Du wirst gezwungen sein, etwas zu ertragen, das mindestens ebenso schlimm ist wie die härteste Überlebenssituation, in der du bisher warst.

Tatsächlich erträgst du vermutlich gerade genau das. Der Schmerz vergangener Überlebenssituationen nährt den Schmerz der gegenwärtigen Situation. Die emotionale Ladung der Vergangenheit färbt auf deine gegenwärtige Situation ab. Andererseits gibt deine Bereitschaft, Verantwortung für Vergangenheit und Gegenwart zu übernehmen, dir die Möglichkeit, deine Einstellung zu ändern – zuerst in Bezug auf dich selbst und dann in Bezug auf alles, was deinen Schmerz verursacht. Wenn du leidest, gibt es etwas, für das du dir selbst noch nicht verziehen hast. Du leidest, wo du anderen Menschen nicht verziehen hast. Deine Urteile und dein Groll verbergen deine tiefere Schuld. Dein Groll rührt daher, dass andere Menschen nicht nach dem Drehbuch gehandelt haben, das du – die Hauptfigur – ihnen auf einer unterbewussten Ebene zugewiesen hattest. Auf einer noch tieferen, unbewussten Ebene haben die Menschen allerdings genauso gehandelt, wie du es wolltest. Auf einer unbewussten Ebene leben alle Menschen und alle Dinge in deiner Welt deine Wünsche aus. Sie spielen den Drehbüchern gemäß und erzählen die Geschichten, die aus den Wechselbeziehungen zwischen deinen vielen Selbstkonzepten herrühren. Jeder lebt aus, wie du warst oder zu sein glaubst. Dass du so leidest, weist auf bestimmte Überlebenssituationen in der Vergangenheit hin, die eine Auswirkung auf die gegenwärtige Situation haben.

Es kann sein, dass du diese Ereignisse verdrängt hast, es kann aber auch sein, dass du dir ihrer bewusst bist, sie aber noch nicht vollständig von ihrem Leid und ihrer emotionalen Ladung befreit hast. Du bist nicht durch die Geburt hindurchgegangen, die dich befreien würde, indem du dich deinem vergangenen Schmerz stellst, dem du bisher aus dem Weg gegangen bist. Eine Situation, die du nicht durch eine emotionale Geburt abschließt, behält dein Ego als ein unerledigtes Geschäft auf seiner Tagesordnung, das immer wieder hochkommt, bis es abgeschlossen ist.

Auf welche Weise benutzt du die vergangene Situation jetzt? Kannst du die volle Verantwortung für sie übernehmen, sodass du umso schneller durch sie hindurchgehen kannst? Wurde die Situation herbeigeführt, um dir die Möglichkeit zu geben, etwas zu bekommen, eine bestimmte Angst zu schützen, dich zu verstecken, vor deiner Aufgabe davonzulaufen, zu rebellieren, eine Ausrede zu haben, einer Form des Schwelgens zu frönen oder daran festzuhalten, Recht zu haben im Hinblick auf deine Überzeugungen, die Kontrolle zu erlangen oder – kurz gesagt – *dein „Selbst" zu stärken, indem du die Partei deines Egos ergreifst*? Der letztgenannte Punkt ist die Wurzeldynamik, die allen Überlebenssituationen innewohnt.

In seltenen Fällen haben sich Menschen in Heilberufen, schon bevor sie in dieses Leben hineingeboren wurden, auf Seelenebene aktiv dafür entschieden, an einem von Schmerz erfüllten Ort zur Welt zu kommen, damit dieser sie lehrt und auf den Pfad der Heilung führt. Ein altes Gebet, das, soweit ich weiß, aus dem tibetischen Buddhismus stammt, lautet wie folgt:

Führe mich in alles Unglück hinein.
Denn nur auf diesem Pfad vermag ich das,
was negativ ist,
zum Positiven zu transformieren.

Wenn dies deine tiefste Absicht ist, dann wünsche ich dir allen erdenklichen Mut, dich deinem Leiden zu stellen, damit du deinen Schmerz in die Geburt eines neuen und wesentlicheren Selbst verwandeln kannst, das die Macht besitzt, dein jetziges Unglück und das anderer Menschen zu transformieren.

Bitte darum, dass dir die Wurzelursachen deines Leidens gezeigt werden. Gehe durch das Leiden hindurch. Erlaube deinem Schutzengel, dir durch die Wurzelerfahrung hindurchzuhelfen und dich zu halten. Betrachte das erneute Erleben dieser Situation als eine Geburt. Sieh sie mit neuen Augen. Erkläre alle Beteiligten für unschuldig. Halte das Gefühl fest. Brenne durch deinen Schmerz hindurch, bis du von Frieden erfüllt bist. Gib den Menschen in der Situation die Seelengaben, die du zu diesem Zweck mitgebracht hast, aber tue es, noch bevor die schmerzhaften Ereignisse geschehen, damit du ihnen zuvorkommen kannst. Empfange die Gabe des Himmels, und gib sie allen Menschen, die an dieser Situation beteiligt sind. Auf einer bestimmten Ebene hast du den Schmerz übernommen, den sie in sich gespürt haben. Dadurch, dass du sie und dich selbst auf einer unbewussten Ebene heilst, hast du nun jedoch eine Abkürzung durch dein Leiden erschaffen.

Lektion 75

Du bist reiner Geist

Die Erkenntnis, dass du reiner Geist bist, ist die Antwort auf alle Probleme, die du mit Schmerzen hast. Sie führt dazu, dass der Verstand still und von Konflikten befreit wird. Der Körper wird zu dem neutralen, gesunden Werkzeug, als das er gedacht ist. Er kann geheilt werden, wenn der Geist, der sich mit ihm identifiziert, sich von Konflikten befreit. Dies ist die Heilung der „Verwechslung der Ebenen", wie *Ein Kurs in Wundern* es nennt. Viele Menschen erkennen nicht einmal, dass sie eine geistige Ebene haben. Ihr Leben besteht in der ständigen Suche nach Aufmerksamkeit und Vergnügen, und sie erkennen dabei nicht, dass die höheren Ebenen des Vergnügens von Freude herrühren, die ein Abkömmling der Liebe und des Teilens ist.

Unsere Identifikation mit dem Körper oder dem Verstand loszulassen, indem wir die Wahrheit erkennen, dass wir reiner Geist sind, kann unmittelbare Folgen haben. Ist dies nicht der Fall, können wir uns erst dafür entscheiden und dann unsere Willenskraft dafür einsetzen, in diese Richtung zu gehen. Die Erkenntnis, dass wir reiner Geist sind, bringt unserem Geist inneren Frieden und den Körper in ein Gleichgewicht. Reiner Geist ist das, was wir im tiefsten Wesen sind. Alles andere ist vergänglich. Unser Körper wird irgendwann vergehen, und unsere Geist-Seele wird sich entwickeln, bis wir uns selbst als reinen Geist erkennen. Diese Erkenntnis, dass wir reiner Geist sind, wird uns davor bewahren, „unsere Zeit abzusitzen", und uns zu der Erkenntnis verhelfen, dass wir nicht zu Schaden kommen können, weil wir sicher sind. Es gibt nichts, was wir brauchen, weil wir ganz sind. Es gibt keinen Konflikt, weil wir geheilt sind. Als reiner Geist erkennen wir unser Einssein. Wo es Einssein gibt, dort gibt es kein Leiden.

Wir haben ein ganzes Leben damit zugebracht, ein Selbst aufzubauen, und sind in hohem Maße mit ihm verbunden. Das verleiht uns eine weltliche Identität gegenüber anderen Menschen. Wenn wir uns selbst als reinen Geist erkennen, dann bewegen wir uns über die Wertschätzung der Welt und den

Versuch, etwas von ihr zu bekommen, hinaus. Als reiner Geist haben wir alles und sind wir alles, weil wir als seine Schöpfung im Geist Gottes sind.

Das Selbst, das wir aufgebaut haben, ist entstanden, als wir etwa eineinhalb Jahre alt waren. Als wir achtzehn oder neunzehn waren, hätte es eigentlich wieder schwächer werden sollen, damit unsere Verbindung mit der Fülle der Natur, mit anderen Menschen, uns selbst und dem Göttlichen die Leichtigkeit, die Freude und den Erfolg herbeiführen würde, die eine solche Verbindung mit sich bringt. Doch das Ego hat um seine Existenz gekämpft und seine Identität niemals losgelassen. Es kämpft noch heute darum. Letzten Endes ist es unser Selbst, das leidet, das so genannte „unschuldige Opfer" von etwas oder jemandem, der „böse" handelt. Das gibt uns das Recht zu berechtigtem Zorn, der ein Versuch ist, die Schuld, die wir bei der ursprünglichen Trennung, dem so genannten „Sündenfall", empfunden haben, in unseren Traum vom Getrenntsein zu verlagern. Dies ist der ursprüngliche Konflikt, aus dem alle anderen Konflikte hervorgehen, und wir sind so lange darin gefangen, bis wir nicht nur den Trugschluss der Trennung sehen, sondern auch erkennen, dass das, was als reiner Geist ganz war, nicht getrennt werden kann. Wir konnten lediglich träumen, dass wir uns getrennt haben, denn das, was wahr ist, kann nicht verloren gehen. Jetzt ist es an der Zeit, mit dem Prozess des Erwachens zu beginnen, damit wir erkennen, wer wir wirklich sind.

Verpflichte dich heute der Ganzheit. Verpflichte dich dem Licht und der Liebe, die du als reiner Geist bist. Lass den heutigen Tag von dieser Erkenntnis erfüllt sein, und wiederhole immer dann, wenn etwas – ob emotionaler oder körperlicher Natur – deinen Frieden stört, die Worte:

„Als Kind Gottes bin ich reiner Geist.
Ich entscheide mich jetzt für dic Wahrheit
dieser Wirklichkeit."

Lektion 76

In Gott ruhen

Erlaube dir heute, in Gott zu ruhen.

Lass zu, dass alle deine Sorgen in Gottes Hände gelegt werden.

Lass zu, dass deine Zukunft in Gottes Hände gelegt wird.

Lass zu, dass deine Vergangenheit und alle ihre Irrtümer in Gottes Hände gelegt werden, damit er sie berichtigt. Heute besteht keine Notwendigkeit, dich zu verteidigen. Das öffnet nur dem Angriff die Tür.

Lass Gott heute die Verantwortung für dich tragen. Du kannst heute ganz beruhigt sein, weil du weißt, dass Gott dir Rückendeckung gibt.

Lass alle deine Aufgaben heute Gottes Aufgaben sein.

Lass zu, dass heute alles durch dich, aber nicht von dir vollbracht wird.

Lebe heute in der Gnade.

Lebe heute in der Liebe, die Gottes Liebe ist.

Lass alle deine Bedürfnisse von dieser Liebe erfüllen. Gott, der Liebe ist, will nicht, dass du leidest. Wenn dies nicht Gottes Wille ist, dann ist es auch nicht dein wahrer Wille.

Ruhe heute in Gott.

Lass seine Engel heute für dich sorgen.

Befreie deinen Geist und deine Schultern heute von ihrer Last.

Ruhe in Gott. Du bist sein Kind.

Ruhe heute ganz vertrauensvoll in seinen Armen.

Befreie dein Herz von seiner Schwere. Du bist von Gott geliebt.

Gib alle Aufopferung und jedes Märtyrertum auf. Du braucht sie nicht länger, um jemanden zu retten oder um deine Angst vor den vielen guten Dingen zu verbergen, die dich erwarten.

Ruhe heute in Gott.

Lektion 77

Das Versprechen Christi

Kurz bevor Christus die Welt verließ, gab er uns ein Versprechen. Er versprach, uns nicht ohne Trost zurückzulassen. Dieses Versprechen gab er nicht nur Christen. Zu dieser Zeit gab es noch keine Christen. Dieses Versprechen gab er uns allen. Wenn wir Schmerzen haben – ob körperlich, emotional oder mental –, dann sollten wir uns diese Worte zu Herzen nehmen.

Wir sind von geistigem Trost umgeben, wenn wir offen dafür sind. Wenn wir Trost in Form eines Menschen brauchen, ist er da. Wenn wir Trost in Form eines bestimmten Weges der Heilung brauchen, ist er da. Wenn wir ein bestimmtes Heilmittel brauchen, ist es da. Alles, was wir tun müssen, ist, Gebrauch davon zu machen. Wenn wir nicht offen dafür sind, spielt es keine Rolle, wie gut es ist. Der amerikanische Dichter Henry David Thoreau schrieb: „Nur der Tag bricht an, für den wir wach sind." Wir wollen daher wach sein, um das zu empfangen, was da ist, um uns Trost zu bieten. Thoreau schloss mit der Feststellung: „Und das Licht, das zu hell ist, macht uns blind." Hier geht es nicht wirklich um das Licht, sondern um unsere Fähigkeit, es zu empfangen. Die Antwort des Himmels auf unser Leiden ist ein Wunder, aber genau davor fürchten wir uns. Wenn es unsere Glaubenssysteme bedroht, ist unsere Angst zu groß, weil „unser Weg" uns wichtiger ist als der Weg, der aus dem Leiden hinausführt. Wir wollen um den Mut und die Auflösung unserer Angst bitten, damit wir nicht nur die Antwort empfangen können, sondern auch den Trost, den wir brauchen. Wir wollen das Versprechen Christi annehmen. Wir wollen zulassen, dass unser Bedürfnis erfüllt wird.

Der Heilige Geist wurde auch der Tröster genannt. Er ist jener Aspekt Gottes, der genau weiß, was wir brauchen, wenn wir etwas brauchen. Der Heilige Geist ist Gottes Sprachrohr, das uns die Führung gibt, die wir brauchen, um uns aus jeder Schwierigkeit zu befreien und den Weg nach Hause zu finden. Der Heilige Geist ist der Überbringer von Wundern. Lass zu, dass sie überbracht werden. Lege deine Angst in die Hände des Heiligen Geistes, damit der Schmerz, der eine Ablenkung ist, die uns daran hindern soll, den nächsten Schritt zu gehen, schmilzt und der nächste Schritt in einem wunderbaren Fluss zu dir gebracht wird.

Sei nicht ohne Trost, wo dir Trost versprochen wurde. Öffne dich dem Empfangen und harre in froher Erwartung. Wenn du leidest, dann kann das, was auf dem Weg zu dir ist, schöner als Weihnachten sein. Sei so erwartungsfroh, wie du es als Kind warst, während du auf den Heiligen Abend gewartet hast.

Lektion 78

Fürchte dich nicht

Der Satz, der in der Bibel am häufigsten zu lesen ist, lautet: „Fürchte dich nicht." Es sind Worte, die wir uns zu Herzen nehmen sollten. Es gibt kein Problem, das nicht Angst verbirgt. Es gibt keinen Schmerz, der nicht Angst verbirgt. Wenn Gott uns jedoch nach seinem eigenen Bild geschaffen hat, dann sind wir reiner Geist, und als geistige Wesen sind wir unverletzlich – ungeachtet dessen, was wir auf der Ebene von Verstand und Körper gerade erfahren. Würden wir aufhören, uns mit dem Körper zu identifizieren, und den Konflikt in unserem Geist heilen, dann wären wir, um es in den Worten von *Ein Kurs in Wundern* zu sagen, „sicher und geheilt und ganz".

Wie können wir Angst aufgeben, wenn wir uns davor fürchten, Angriffsgedanken und die aus ihnen bestehenden Urteile aufzugeben, die Angst erzeugen? Ein möglicher Weg, uns von Angst zu befreien, besteht darin, dass wir unserem Groll vergeben, denn Vergebung heilt Angst.

Wir können auch die Anhaftungen loslassen, die wir haben, denn alle Angst rührt von Angst vor Verlust her.

Wir können die Emotion der Angst fühlen, bis sie sich in ein Gefühl des Friedens verwandelt.

Wir können eine Entscheidung treffen.

Meine Lieblingssätze bezüglich Entscheidungen aus *Ein Kurs in Wundern* lauten: „Das muss nicht sein, und ich könnte stattdessen Frieden sehen" und „Es muss einen besseren Weg geben". Ich benutze diese Sätze mitunter als Mantra, konzentriere mich auf das Problem und beseitige es Schicht um Schicht.

Noch eine weitere Möglichkeit, Angst zu heilen, besteht darin, dich in Dankbarkeit und Wertschätzung zu üben. Beide bringen dich in einen Fluss hinein, der die Angst zu heilen vermag.

Liebe heilt Angst. Gott als die höchste Liebe hat dich als Liebe geschaffen. Sie ist dein wahres Wesen. Schwelge darin. Verbreite sie. Teile sie auf jede erdenkliche Weise, die dir in den Sinn kommt.

Feiern kann Angst ebenfalls heilen. Falls in der Tiefe des Geistes allerdings noch mehr Angst wartet, wird sie sich zeigen, ehe du das Gefühl des

Feierns richtig genießen kannst. Dann ist es wichtig, auf dem Weg zur Feier einen weiteren Schritt der Heilung zu gehen, um alle Angst zu klären, die in dir eingepresst ist. Nur wenn du weißt, worum es bei deiner Angst geht, kannst du sie transformieren. Angst hat immer einen Zweck, der sich offenbart, wenn du einen Moment bei ihr verweilst.

Stelle die Verbundenheit wieder her. Dadurch werden Angst und das gespaltene Bewusstsein geheilt, das entstanden ist, als die Verbundenheit verloren ging. Du kannst dich einem anderen Menschen auch rückhaltlos geben, um ihm und dir selbst zu helfen. Diese Ebene der Verpflichtung bringt dich zum nächsten Schritt voran, der jenseits der Angst liegt. Heile deine Angst, und du heilst deinen Schmerz. Auch der Widerstand, der mit dem Verlust der Verbundenheit entstanden ist und den Schmerz erzeugt, wird durch Bereitschaft, die ein natürliches Gegenmittel zu Angst und Widerstand ist, aufgelöst. Ein Schritt voran ist ein Schritt zur Verbundenheit hin.

In *Ein Kurs in Wundern* heißt es auch, dass du niemals Angst haben könntest, wenn du wüsstest, wer mit dir geht.

In dieser Lektion habe ich dir eine Reihe von Möglichkeiten vorgestellt, Angst zu heilen. Nimm dir Zeit, sie alle zu praktizieren. Wenn dann andere Probleme auftreten, bist du für sie bereit.

Lektion 79

Unverbundenheit

Wie Krankheit so spiegelt auch Schmerz eine Unverbundenheit mit dir selbst und eine Unverbundenheit mit dem reinen Geist wider. Die Auflösung der Unverbundenheit mit dir selbst und mit dem reinen Geist vermag sowohl deine Gesundheit als auch dein Gefühl der Ganzheit zu stärken. Die Unverbundenheit mit dem eigenen Selbst führt zu einem gespaltenen Bewusstsein und den sich daraus ergebenden Konflikten, während die Unverbundenheit mit dem reinen Geist eine Unverbundenheit mit Ganzheit, Liebe und Licht ist.

Unverbundenheit, ganz gleich aus welchem Grund, ist stets ein Fehler, für den wir leiden werden. Er setzt zerstörerische Muster in Gang, die so lange Bestand haben, bis sie aufgelöst werden.

Frage dich:

Wenn du wüsstest, welches die wichtigste Zeit in deinem Leben war, in der du mit dir selbst nicht verbunden warst und die du jetzt heilen musst, dann war es vermutlich ....

Wenn du wüsstest, wer anwesend war, dann war es vermutlich ....?

Wenn du wüsstest, was dazu geführt hat, dass du die Verbundenheit mit dir selbst aufgegeben hast, dann war es vermutlich ....?

In dieser Zeit, als du die Verbundenheit mit dir selbst aufgegeben hast, hatten alle Erwachsenen, die in der Situation anwesend waren, die Verbundenheit mit sich selbst bereits verloren, und aller Schmerz, den du erlitten hast, war Schmerz, den sie damals bereits in sich trugen. Du kannst diese Erfahrung jetzt für alle Beteiligten ändern, weil alle Menschen von Geist zu Geist miteinander verbunden sind. Wenn du mit dir selbst verbunden bist, lässt du einen Angriff von dir selbst und anderen Menschen nicht zu. Verbinde dich zuerst wieder mit dir selbst, und hilf anschließend allen an der Situation beteiligten Menschen, sich wieder mit sich selbst zu verbinden, damit jede Form von Angriff fortfällt. Frage dich dann intuitiv, welche Seelengaben du für alle in der Situation anwesenden Menschen mitgebracht hast, um sie vor sich selbst zu retten und ein Seelenversprechen zu erfüllen, das du gegeben hast und das darin bestand, genau das zu tun. Frage dich dann, welche Gaben der Himmel für die Menschen bereithielt, die gemeinsam mit dir in der Situation anwesend waren, um ihnen zu helfen, sich vor sich selbst zu retten. Öffne die Tür in deinem Geist, hinter der deine Seelengaben warten, und empfange danach die Gaben des Himmels, um sie mit allen Menschen zu teilen, die mit dir in der Situation anwesend waren.

Wiederhole diese Übung mit der zweitwichtigsten Zeit in deinem Leben, in der du die Verbundenheit mit dir selbst aufgegeben hast.

Frage dich anschließend, wann deine Unverbundenheit mit dem reinen Geist am stärksten war.

Wenn du wüsstest, ob es in diesem Leben oder in einem anderen Leben war, dann war es vermutlich ....

Wenn es in diesem Leben war und wenn du wüsstest, wie alt du warst, als du die Verbundenheit mit dem reinen Geist aufgegeben hast, dann warst du vermutlich .... Jahre alt.

Wenn du wüsstest, wer bei dir war, dann war es vermutlich ....?

Wenn du wüsstest, was geschehen ist, dann war es vermutlich ....?

Wenn du wüsstest, was dich dazu gebracht hat, die Verbundenheit mit dem reinen Geist und mit der Ganzheit aufzugeben, dann war es vermutlich ....?

Wenn du bereit bist, verbinde dich wieder mit dem reinen Geist und empfange die Gaben, die er in der damaligen Situation für dich bereitgehalten hat.

Empfange nun die Gaben des Himmels für die anderen Menschen, die an dieser Situation beteiligt waren.

Wie entwickelt sich die Situation jetzt, nachdem die Rückverbindung stattgefunden hat?

Und wie entwickelt sich dein restliches Leben jetzt, nachdem die Rückverbindung stattgefunden hat?

Wenn es in einem früheren Leben war und wenn du wüsstest, in welchem Land du damals gelebt hast, dann war es vermutlich ....

Wenn du wüsstest, ob du ein Mann oder eine Frau warst, dann warst du vermutlich ....

Wenn du wüsstest, was zu dieser Zeit und an diesem Ort geschehen ist, dann war es vermutlich ....

Wenn du wüsstest, welche Lektion du aus diesem Ereignis lernen wolltest, dann war es vermutlich ....

Wenn du wüsstest, was vorgefallen ist, das die Verbundenheit zur Ganzheit deines reinen Geistes zerstört hat, dann war es vermutlich ....

Welche Seelengabe hattest du als deinen eigenen Beitrag in das damalige Leben mitgebracht, und welche Gabe hielt der Himmel bereit, um sie dir für alle Menschen in diesem Leben zu geben?

Empfange die Gaben des Himmels, und öffne deine eigenen Gaben, um sie – in deiner Kindheit beginnend – mit allen Menschen in diesem Leben zu teilen. Verbinde dich bewusst wieder mit dem Himmel und mit deinem reinen Geist.

Wie entwickelt sich dieses Leben jetzt?

Bringe die Energie dieses Lebens durch alle deine anderen Leben seit dieser Zeit bis zum gegenwärtigen Moment in diesem Leben zurück.

Wie fühlt es sich jetzt an?

Wiederhole diese Übung mit der zweitwichtigsten Zeit in deinem Leben, in der du die Verbundenheit mit dem reinen Geist aufgegeben hattest.

Lektion 80

Glaube – Teil 1

Glaube ist eine machtvolle Heilmethode, die wir benutzen können, um uns auf den richtigen Weg zurückzubringen, wenn wir leiden. Glaube heißt, dass wir die natürliche Macht des Geistes auf positive Weise einsetzen. Leiden und Schmerz sind Zeichen für innere Konflikte auf unterbewussten und unbewussten Ebenen. Glaube schmiedet unser Bewusstsein durch Absicht und Willenskraft wieder zu einer Einheit zusammen. Weil er sich vollkommen auf den Ausgang konzentriert, entfaltet sich alles genau so, wie wir es entschieden haben.

Unser Glaube wird durch gegenteilige Glaubenssysteme und verborgene „Selbste" zermürbt, die unserem gespaltenen Bewusstsein entspringen. Entscheidung ist machtvoll und gegenwärtig, wohingegen Glaubenssätze, die aus alten Entscheidungen bestehen, immer statisch sind. Das macht es manchmal schwieriger, sie zu fassen, damit wir sie loslassen können, aber die Macht des Glaubens nutzt die Macht des Geistes und des Jetzt und trifft eine neue, positivere Entscheidung.

Wenn du deinen Schmerz mit Hilfe des Glaubens beenden willst, dann bitte dein höheres Bewusstsein zunächst darum, alle Glaubenssätze, verborgenen „Selbste" und Anhaftungen des Egos zu befreien, die in die gegenwärtige Situation investiert haben und infolgedessen dafür sorgen, dass du leidest. Bitte darum, dass jede Lektion, die du lernen musst, um deinen Schmerz zu beenden, auf mühelose und gnadenvolle Weise zu dir kommen möge.

Entscheide dich für dein Ergebnis und wisse, dass dein Freisein von Schmerzen vollkommen mit dem Willen Gottes für dein Glücklichsein übereinstimmt. Bitte um nichts, dem es an emotionaler Integrität mangelt, beispielsweise um etwas, das einem anderen Menschen gehört. Bitte um die Wahrheit. Bitte nicht um das Ende des Leidens, das von deinem Schwelgen und deiner versteckten emotionalen Anhaftung herrührt. Bitte darum, dass du Schwelgen und Anhaftungen loslassen kannst, damit du nicht nur schmerzfrei sein, sondern auch Liebe und Glück erfahren kannst.

Wenn dein Schmerz emotionaler Natur ist, dann entscheide dich für das Ergebnis, bei dem die Wahrheit sich entfaltet und alle gewinnen.

Richte die Kraft deines Geistes dann auf ein wahres und besseres Ergebnis aus. Entscheide dich dafür. Verpflichte dich ihm. Wolle es, bis dein Geist ganz davon erfüllt ist. Wenn eine andere Emotion oder ein anderer Gedanke auftaucht, der gegen dieses Ergebnis gerichtet zu sein scheint, wie etwa Angst oder Zweifel, dann sage dir selbst: „***Dieser Gedanke oder dieses Gefühl spiegelt ein Ziel wider, das mich von meinem wahren Ergebnis fernhält. Ich will stattdessen mein wahres Ziel verwirklichen. Es sei so, wie ich es entschieden habe.***"

Konzentriere dich anschließend auf das Ergebnis, das du dir wünschst. Sieh es als bereits vollbracht. Fühle es, als sei es bereits vollbracht, und spüre auch das Gefühl der Dankbarkeit, das mit der Befreiung von deinem Schmerz einhergeht. Wenn du später erneut daran denkst, dann wiederhole entweder den obigen Prozess oder wisse einfach, dass dein Ergebnis auf dem Weg zu dir ist. Setze dir einen glaubhaften Zeitrahmen, in dem dein Ziel erreicht und deine Wünsche erfüllt sein sollen und in dem du selbst von deinem Schmerz befreit sein willst.

Lektion 81

Glaube – Teil 2

Glaube ist die Kraft deines Geistes, die in eine positive Richtung gerichtet ist. Er ist eine Entscheidung, die zu einem Einsatz für den bestmöglichen Ausgang wird. Der Ausgang einer Situation zeigt, welche Richtung dein Glaube genommen hat. Der Geist muss für etwas eingesetzt werden. Ein gespaltener Geist führt zu einem willkürlichen Ergebnis. Jesus versichert uns, dass wir Berge versetzen könnten, wenn unser Glaube nur so groß wie ein Senfkorn wäre. Nun ist ein Senfkorn ziemlich klein und sicher noch deutlich kleiner als ein Pfefferkorn. Das heißt also, dass ein geringes Maß an Glauben weit reicht. Ein ungenutzter Geist ist nicht nur verschwendet, sondern auch gefährlich, denn er wird anfällig für alle flüchtigen Launen der Welt und des kollektiven Egos. Du wirst schnell zu einem Spielball wirtschaftlicher Strömungen oder bist gebeutelt von den Stürmen des Krieges. Damit beweist du weder Führungsstärke noch Weitblick, sondern bist einfach Teil der Herde. Es ist schwer, erfolgreich zu sein, wenn du Kulturkonformist bist, denn wie die meisten Menschen gehst auch du auf Nummer sicher. Dadurch wirst du zur natürlichen Beute von Raubtieren – besonders dann, wenn du aus irgendeinem Grund hinter der Herde zurückbleibst.

Glaube setzt dagegen deinen eigenen Kurs, und er setzt den höchsten Kurs, weil du mit dem Himmel zusammenarbeitest. Menschen sind dir untreu oder lassen dich im Stich, wenn du in Beziehungen, geschäftlichen Dingen oder anderen Bereichen treulos bist. Das führt nicht nur zum Machtkampf, sondern sorgt auch dafür, dass das laufende Geschäft oder die laufende Beziehung scheitert.

In dieser Lektion wollen wir die einzelnen Schritte aufgliedern, die mit dem Einsatz des Glaubens als Erfolgsprinzip einhergehen.

Wähle zunächst einen Bereich, an dem du mit dem Prinzip des Glaubens arbeiten möchtest. Es kann ein Bereich sein, in dem du bis zu einem gewissen Grad erfolgreich bist, ein Bereich deines Lebens, in dem du wechselnden Erfolg hast, oder ein Bereich, in dem es ein hohes Maß an Angst oder Schmerz gibt. Je mehr Angst oder Schmerz es gibt, umso größer ist die Herausforderung und umso größer wird die Belohnung sein. Der Schlüssel liegt darin, Erfolg nicht nur in dem Bereich herbeizuführen, den du jetzt ausgewählt hast, sondern einen erfolgreichen Weg zu finden, der es dir ermöglicht, das Prinzip dauerhaften Erfolges für den Rest deines Lebens anzuwenden. Mach Glauben zu einer Lebenseinstellung. Er ist ein machtvolles Prinzip in einer Welt, in der es ein so hohes Maß an Unsicherheit gibt. Nachdem du einen Bereich gewählt hast, auf den du dich konzentrieren möchtest, um mit dem Prinzip des Glaubens zu arbeiten, denke über deine Emotionen, die Umstände, die für und gegen dich arbeiten, und die gegenwärtige Situation nach.

Stelle dir vor, dass negative Emotionen und Umstände, die scheinbar gegen dich arbeiten, auf deine Glaubenssysteme und Bewusstseinsbereiche hinweisen, die in eine andere Richtung gehen als dein vorgebliches Ziel. Bitte den Himmel, diese Emotionen, Glaubenssysteme und Bewusstseinsbereiche in deine Mitte zurückzubringen, die ein Ort des Friedens ist. Deine Mitte mit ihrem Frieden und ihrer Gnade lässt alles schmelzen, was nicht friedvoll ist. Dieser Friede lässt den Glauben entstehen, der dafür sorgt, dass jede Situation von Erfolg geprägt ist. Ein von Frieden erfüllter Geist erzeugt Zuversicht, und Zuversicht erzeugt Erfolg.

Falls erneut irgendwelche unerwünschten Emotionen, Umstände oder Gedanken hochkommen, bitte den Himmel darum, sie in deine geistige Mitte zurückzubringen, wo sie wiederum zu ihrem reinen Potenzial geschmolzen werden, damit du sie auf positive Weise einsetzen kannst.

Dein nächster Schritt besteht darin, dich für den höchsten nur möglichen Ausgang zu entscheiden, der auf Erfolg und Wahrheit ausgerichtet ist. Bitte den Himmel, dich zu inspirieren, damit du erkennst, worin das höchste mögliche Ergebnis besteht. Richte nun deinen Geist darauf aus, dass dieses Ergebnis eintreten soll. Auch hier weisen negative Gedanken, Emotionen oder Umstände wiederum auf verborgene Glaubenssysteme und Bewusstseinsbereiche hin. Sie können sogar aus der kollektiven Ebene kommen, aber trotzdem auf persönlicher Ebene geheilt werden. Der Friede in der Mitte deines Geistes wird zunehmend reiner mit jeder Zentrierung, um die du bittest.

Verbringe die ersten fünf Minuten mit dem ***Wissen***, dass das Ergebnis, das du dir wünschst, dir sicher ist. Du verdienst es. Es ist Gottes Wille für dich. Deshalb erkenne es jetzt als das, was bald geschehen wird. Es ist nicht so wichtig, dass jede Kleinigkeit, für die du dich entscheidest, genau so ist, wie du sie haben willst. Wichtig ist der Erfolg, mit dem du das Prinzip des Glaubens einsetzt, bis es zu einer Lebenseinstellung für dich und damit zum Herzstück deines Erfolges wird.

Mach das positive Ergebnis zu einem Maßstab, zu dem dein Geist immer wieder zurückkehrt. Bitte darum, dass alle Gedanken, die keine Erfolgsgedanken sind, in deine Mitte zurückgebracht werden.

Empfinde schließlich Dankbarkeit für das Ergebnis, das bald eintreten wird. Diese Dankbarkeit erzeugt nicht nur Fluss, sondern sagt deinem Bewusstsein auch, dass das Ergebnis bereits vollbracht wurde, wie du es dir vorgestellt hattest.

Das Ego versucht, jedes natürliche Erfolgsprinzip zu sabotieren – einschließlich des Glaubens, einer gottgegebenen Gabe, die eine Eigenschaft unseres Geistes darstellt. So ersetzt das Ego beispielsweise Glauben durch Naivität, wodurch es uns nicht nur aufhält, sondern auch noch verheerenden Schaden anrichtet. Naivität ist eine Form von Leugnung. Sie ignoriert vertrauensselig die Zeichen und Signale, die uns sagen, dass etwas nicht in Ordnung ist. Dementsprechend lässt das dicke Ende nicht lange auf sich warten und zeigt sich – abhängig von dem Bereich, um den es geht – als geschäftliche Niederlage, Herzensbruch oder Bankrott. Das ist natürlich das Gegenteil von dem, was Glaube bewirkt. Ein Gegenmittel zu Naivität ist Bewusstheit, und du kannst darum bitten, dass alles, wofür du blind bist, dir von deinem höheren Bewusstsein oder dem Himmel gezeigt werden möge.

Wähle also deinen Bereich.

Wähle dein Ergebnis.

Bringe alles in deine Mitte, was nicht Erfolg ist.

Wisse um dein Ergebnis.

Sei dankbar für dein Ergebnis.

Bitte darum, dass alle verborgenen Dinge, die dich hindern oder aufhalten könnten, dir bewusstgemacht und in deine Mitte gebracht werden.

Erfreue dich an deinem Ergebnis.

Lektion 82

Dein Engel

Mein Lieblingsbild von einem Engel stammt aus meiner Kindheit. Über der Tafel hinter dem Pult der Nonne hing ein großes Bild, das einen Engel zeigte, der schützend die Arme ausgebreitet hatte, während einige Kinder eine klapprige Brücke über einen Bach überquerten, bei der bereits einige Planken fehlten. Anscheinend zog gerade die Nacht herauf, oder der Himmel war düster, weil ein Sturm drohte. Der Engel vermittelte ein Gefühl der Sicherheit. Das Bild schien sagen zu wollen: „Alles in Ordnung." Gottes Sicherheitsbeauftragte sind im Dienst. Noch heute erinnere ich mich gerne an dieses Bild zurück.

Der Himmel weiß, dass ich dem Tod einige Male nur knapp entkommen bin: im Wasser, in Flugzeugen, beim Sport, beim freien Fall in einem Treppenhausschacht. Ich hätte etliche Male sterben oder für immer gelähmt sein können, und ich glaube, mein Engel hat viele Jahre lang Überstunden geleistet.

Die meisten Menschen gehen sorglos und unbekümmert durchs Leben. Vor allem im Stadium der Unabhängigkeit scheinen wir anzunehmen, dass wir alles aus eigener Kraft vollbringen können. Würden wir dieses Stadium jedoch umgehen, kämen wir zur wechselseitigen Abhängigkeit mit anderen Menschen und dem Himmel. Engel könnten dann als Boten, Führer und himmlische Sicherheitsbeauftragte wieder in Mode kommen. Besonders auf die letzte Rolle möchte ich an dieser Stelle ein wenig näher zu sprechen kommen.

Gemäß der Definition dessen, was Engel sind, würde dein Engel dich lieben. Dein Engel wäre dein Beschützer. Sofern dein Engel nicht durch ein Seelenmuster oder eine verborgene Entscheidung ausgeschaltet wird, strebt er danach, dich vor dir selbst und vor Fehlern zu retten, die dich von Gott fort- und zum Tod hinführen. Es wäre in deinem ureigenen Interesse, dich auf deinen Engel auszurichten, denn dein Glücklichsein hängt davon ab. Wenn du in eine schmerzhafte Falle gerätst, dann versucht dein Engel, deine Aufmerksamkeit zu erlangen, um dir den Weg zu zeigen, der dich wieder aus der Falle herausführt.

In meiner Phantasie stelle ich mir vor, dass ein Engel immer dann, wenn es ihm gelingt, uns so zu lenken, dass wir die richtige Entscheidung treffen, eine Feder für seine Schwingen erhält. Leider gleichen die Engel der meisten Menschen aber eher Hühnern aus dem Supermarktregal.

Jetzt ist ein guter Zeitpunkt, deinen Engel kennenzulernen. Baue eine Beziehung zu ihm auf. Lerne dieses Lichtwesen näher kennen. Höre auf seinen weisen Rat. Bitte ihn, dir zu zeigen, was in deinem Geist geschehen ist und zu deinem Schmerz geführt hat. Bitte ihn, dir den besten Ausweg zu zeigen. Bitte darum, dass dein innerer Konflikt und deine Angst beseitigt werden mögen. Hilf deinem Engel, dich aus der Kategorie der schwierigen Fälle zu streichen. Du hast einen Freund an hoher Stelle, der deine Brücke zwischen Himmel und Erde ist. Erfreue dich an deinem „Feuerherrn", deinem lichtvollen Freund. Lass zu, dass er dir hilft, damit dein Leben leichter wird.

Lektion 83

Die Ursache sein

Wir begreifen, dass wir selbst die Ursache unserer Träume sind, ungeachtet der Tatsache, dass sie vermeintlich ohne unseren eigenen Willen zu uns kommen. Wir sind der Träumer des Traums, und zwar nicht nur nachts, sondern auch während des Tages. Dieser Weg der Eigenverantwortlichkeit ist kein Weg für jeden, aber diejenigen, die ihn gehen, erlangen ein höheres Maß an Verantwortung für ihr eigenes Leben. Er gibt uns unsere Macht zurück, und wir werden zur Ursache des Lebens, das wir führen, statt ein Produkt der Welt zu sein. Verantwortung für unser Leben zu übernehmen ermöglicht es uns, den direkten Zusammenhang zwischen unserer Welt und dem zu erkennen, was in unserem Bewusstsein vor sich geht. Dadurch, dass wir unser Bewusstsein verändern, können wir unsere Welt verändern.

In den siebziger Jahren lernte ich alle möglichen Traumdeutungsmethoden und hatte meine wahre Freude daran, Klienten mit ihrer Hilfe von tief verwurzelten Mustern zu befreien. Anfang der achtziger Jahre hatte ich aber erkannt, dass auch unser Leben selbst ein Traum ist. Von daher war es hervorragend für alle Traumdeutungsmethoden geeignet. Nachdem ich diese Entdeckung gemacht hatte, wendete ich diese Methoden ebenso mühelos auf das an, was während des Tages in unserem Leben geschieht, wie auf die Geschichten, die wir nachts träumen. Die Transformation negativer Ereignisse kann schon allein durch das Eingeständnis beginnen, dass du nicht das Opfer, sondern die Ursache der Welt bist, die du erfährst.

Übernimm heute die Verantwortung für dein Leben. Du brauchst nicht an dieses Prinzip zu glauben. Du brauchst es noch nicht einmal zu akzeptieren. Denke trotzdem über dieses Prinzip nach. Unterziehe dieses Prinzip einer Prüfung. Tu so, als sei dieses Prinzip wahr. Tu so, als ob das fundamentale Prinzip der Traumdeutung, dass Träume nämlich Wunscherfüllung sind, wahr und dein Leben ein „Wachtraum“ sei. Du magst es vielleicht nicht glauben. Du bist fest davon überzeugt, dass es nicht wahr ist. Trotzdem kann es von Nutzen für dich sein.

Tu so, als hättest du den Schmerz, den du jetzt hast, haben wollen.

Wie kommt das?

Warum könntest du diesen Schmerz haben wollen?

Wir wissen, dass du diesen Schmerz nicht gewollt hast, aber tu trotzdem einfach einmal so, als hättest du ihn gewollt. Wie konnte das sein?

Verbringe den ganzen Tag mit dem Gedanken an diese Vorstellung. Wie konnte das sein?

Nimm dir heute genügend Zeit, um dein Leben in Bezug auf dieses Prinzip einer eingehenden Prüfung zu unterziehen.

Lektion 84

Die falsche Wahrnehmung von Schmerz

Ich las meine morgendlichen Lektionen in *Ein Kurs in Wundern* und gelangte zu Lektion 190: „*Ich wähle Gottes Freude anstatt Schmerzen.*" Der erste Absatz lautet wie folgt:

> „Schmerz ist eine falsche Perspektive. Wenn er in irgendeiner Form erfahren wird, ist er ein Beweis für Selbstbetrug. Er ist überhaupt keine Tatsache. Es gibt keine Form, die er annimmt, die nicht verschwindet, wenn er richtig gesehen wird. Denn Schmerz verkündet, dass Gott grausam ist. Wie könnte er wirklich sein in irgendeiner Form? Er bezeugt den Hass Gottvaters gegen seinen Sohn, die Sündhaftigkeit, die er in ihm sieht, und sein wahnsinniges Verlangen nach Rache und nach Tod."

Gott ist natürlich Liebe, und von ihm geht nur aus, was liebevoll ist. Er ist weder wahnsinnig, noch dürstet er nach Rache und Tod.

„Schmerz ist eine falsche Perspektive." Ich habe festgestellt, dass dies sowohl in psychologischer als auch in geistiger Hinsicht wahr ist. In psychologischer Hinsicht ist Schmerz deshalb eine falsche Wahrnehmung, weil Schuld, Angst, Rache, Verlust und Kontrolle, die zu den Kerndynamiken jeder Art von Schmerz gehören, psychologische Fehler sind. Darum können sie durch Vergebung, Verbindung und Liebe berichtigt und transformiert werden, die Ausdruck der Wahrheit sind.

In geistiger Hinsicht ist Schmerz ebenfalls ein Fehler und keine Tatsache. Schmerz leugnet, dass wir Geist sind, und macht uns zu einem Körper. Schmerz soll beweisen, dass Gott der eigentliche Bösewicht ist und dass er auf unser Blut aus ist, weil er uns verurteilt und hasst. Für die höchste Liebe, das höchste Licht oder den höchsten Geist können aber weder diese Gefühle noch die Rache wahr sein, es sei denn, dass es eine Glaubenslehre gibt, die so verzerrt ist, dass sie behauptet, unser Schmerz sei gut und unser

Tod sei Gottes Wille. Schmerz und Tod sind die stärksten Waffen des Egos, das erklärt, dass Gott böse ist und dass wir Gott sein sollten, weil wir letzten Endes mehr Macht haben als Gott, denn wir können sterben, ohne dass Gott uns daran zu hindern vermag. Aus seiner Projektion der Schuld heraus ist das Ego immer darauf aus, Gott zu verleumden und ihm die Schuld an der entsetzlichen Selbstbestrafung zu geben, die unser Schmerz ist. Man kann in Einklang mit jeder Religion ein glückliches und erfülltes Leben führen, insbesondere dann, wenn Wert auf Liebe, Vergebung und das Loslassen von Urteilen gelegt wird. Menschen haben Heiligkeit und Erleuchtung auf nahezu jedem geistigen Weg erlangt, den es gibt. Manchmal engen religiöse Wege jedoch zu sehr ein, üben zu großen Druck aus und legen zu großen Wert auf psychologische Fehler als Weg, der uns vermeintlich voranbringt. Wenn die Menschen es nicht länger ertragen, an diese strengen Regeln gebunden zu sein, dann gehen sie fort und suchen nach einem anderen Weg.

Über das Ego und seine Identifikation mit dem Körper hinauszugehen heißt, über den Schmerz hinauszugehen und Gottes Freude zu erfahren. Wir alle haben uns selbst betrogen, indem wir fälschlicherweise angenommen haben, dass wir Körper sind, weil wir uns mit unserem Ego identifiziert haben. Lass uns jetzt die Seiten wechseln. Lass uns jetzt den „Traum der grimmigen Vergeltung für ein Verbrechen, das nicht begangen werden konnte“, aufgeben.

Wenn wir reiner Geist sind, können wir nicht schuldig sein, weil nur das Einssein die Wirklichkeit ist. Wir können nur träumen, dass wir böse gehandelt und es deshalb verdient haben, dass wir leiden.

Selbst aus psychologischer Sicht ist ein Traum der Schuld immer ein Traum davon, etwas Besonderes sein zu wollen. In ihm dreht sich alles immer nur um uns, aber nicht auf eine positive Weise. Wir haben geträumt, dass wir schlecht, ja, sogar böse sind, aber Träume verlassen den Geist nicht. Ein Körper vermag einem anderen Körper natürlich Schaden zuzufügen, aber das ist vergleichbar mit einem Auto, das mit einem anderen Auto zusammenstößt. Das Auto, das mit einem anderen Auto zusammenstößt, ist nicht schuldig. Die Verlagerung geistiger Probleme auf den Körper erzeugt psychologischen und körperlichen Schmerz, aber wenn der Konflikt des Geistes geheilt wird, bleibt kein Schmerz zurück.

Schmerz aufzulösen, indem der Konflikt im Geist geheilt wird, heißt, Frieden und Gesundheit herbeizuführen. Angesichts der vielen zehntausend Selbstkonzepte, die wir haben, von denen jedes um seine eigene persönliche Art des Glücklichseins wetteifert, wird früher oder später allerdings der nächste Konflikt zutage treten. Um dem Schmerz zu entfliehen, werden wir früher oder später dem Traum entfliehen müssen. Zu Gottes Liebe und unserer eigenen Liebe zu erwachen heißt, zur Schöpfung und Darbringung der Liebe Gottes zu erwachen. Erwachen, nicht Tod, ist der Weg, der aus dem Schmerz herausführt. Ob es ein kleines Erwachen ist, das dich aus einem bestimmten Schmerz herausführt, oder das große Erwachen aus dem Traum, spielt keine Rolle. Es erinnert uns daran, dass wir und Gott unschuldig sind und dass wir Gott nicht länger die Schuld an unseren wahrgenommenen Sünden geben müssen.

Wenn unsere Schuld fort ist, dann gibt es nichts mehr, was wir auf einen anderen Menschen oder Gott projizieren können. Wenn wir uns für irgendetwas selbst die Schuld geben, dann hegen wir Urteile und Groll gegen andere Menschen, um unsere Schuld zu verbergen. Du kannst nur dann Urteile oder Groll gegen einen anderen Menschen hegen, wenn du ein Selbstkonzept in dir trägst, das dem ähnlich ist, was du an ihm verurteilst. Anderenfalls empfindest du Mitgefühl und den Wunsch, ihm zu helfen. Menschen, auf die wir projiziert haben, sind eine große Hilfe für uns, denn sie zeigen uns vergrabene unterbewusste und unbewusste Schuld, die durch unsere Selbstkonzepte zum Ausdruck gebracht wird.

Erstelle eine Liste der Menschen, denen du nahestehst und die dich verletzt haben oder die ein Problem, einen Charakterfehler oder irgendeine andere negative Eigenschaft haben. Erstelle anschließend eine Liste derjenigen ihrer Eigenschaften, die du an ihnen verurteilst.

Führe dann eine Reihe von Übungen durch:

Erfahre die Eigenschaft als deine. Nimm sie an. Vergib ihr. Segne sie. Lass sie los. Stelle dir vor, dass sie als reines Licht wieder mit dir verschmilzt.

Gehe erst dann zum nächsten Schritt weiter, wenn du den vorigen Schritt wirklich abgeschlossen hast.

Dieser erste Schritt kann sehr schwierig sein, wenn du ein bestimmtes Verhalten kompensiert hast, denn dann hast du eine Rolle angenommen, um diese Überzeugung, die du von dir selbst hast, zu verbergen. Genau dieser Widerstand zeigt dir aber, dass es etwas zu verbergen gibt. Etwas, das du kompensiert hattest, zurückzugewinnen und zu heilen, lässt neuen Fluss entstehen, wo du feststeckst und nicht empfangen kannst. Nimm ein bestimmtes Verhalten erst dann an, wenn du erkennst, dass es dein eigenes Verhalten ist.

Die Übung sollte also etwa wie folgt aussehen:

Verurteilte Person:	....
Verurteiltes Verhalten	1. ....
	2. ....
	3. ....

A. Erfahre es.
B. Nimm es an.
C. Vergib ihm.
D. Segne es.
E. Integriere es.

Denke daran, dass du diese negativen Eigenschaften unterdrückt oder verdrängt hast, um deine Schuld zu verbergen. Diese Glaubenssätze über dich selbst werden gut verteidigt durch Dissoziation oder Kompensation, für die du jetzt mit Schmerz bezahlst. Brenne durch die Dissoziation hindurch, indem du den Widerstand und das taube oder leblose Gefühl aggressiv fühlst. Das Ausmaß der Emotion, die verteidigt wird, zeigt sich am Ausmaß des Widerstandes oder der Dissoziation. Manchmal gehst du durch einen großen Prozess mit vielen Emotionen hindurch, ehe du zu innerem Frieden und einer neuen Ebene echter Liebe gelangst. Solche Geburten sind jedoch von unschätzbarem Wert, wenn es darum geht, dein Herz zurückzugewinnen und dich dem Empfangen zu öffnen. Du kannst einen großen Schritt vorangehen, wenn du die Selbstkonzepte heilst, für die du nie aufgehört hast, dich zu bestrafen.

Lektion 85

Schmerz ist eine Illusion

Grundsätzlich können wir entweder Illusionen oder die Wahrheit haben, nicht aber beides. Wenn wir die Verbundenheit verlieren und Getrenntheit anstelle von Wahrheit erfahren, dann stärken wir unser Ego. Schmerz ist ein Nebenprodukt der Getrenntheit des Egos. Wenn wir die Liebe, den Erfolg und die Leichtigkeit, die mit der Verbundenheit einhergehen, verlieren, dann wollen wir sie wiedererlangen. Jetzt haben wir jedoch ein gespaltenes Bewusstsein, das Angst erzeugt. Ein Teil will Liebe, Erfolg und Leichtigkeit, der andere Teil will Unabhängigkeit, Kontrolle und Trennung. Dies führt zu Konflikt und Widerstand, die beide Schmerz entstehen lassen.

Verlieren wir die Verbundenheit, dann haben wir Illusion anstelle von Verbindung. Wir sehen die Dinge nicht im richtigen Licht, weil wir sie nicht mehr mit den Augen der Liebe und Unschuld betrachten. Wir sehen sie mit den Augen von Urteil und Angst, und deshalb sehen wir Illusion und Trennung, die – wenn sie es nicht schon sind – schnell zu einem Synonym für Schmerz werden.

Eine Möglichkeit, die Trennung mit Hilfe des Geistes zu heilen, besteht darin, dich zu fragen, wie viele Situationen wieder neu verbunden werden müssten, damit du ein höheres Maß an Wahrheit erfahren und schmerzfrei sein kannst. Wenn du es wüsstest, dann sind es vermutlich ....

Wenn du wüsstest, wann diese Situation zum letzten Mal eingetreten ist, dann war es vermutlich, als du .... alt warst.

Wenn du wüsstest, wer an dieser Situation beteiligt war, dann war es vermutlich ....

Wenn du wüsstest, was geschehen ist, dann war es vermutlich ....

Gehe nun zu dem Licht, das du tief in dir trägst, und verbinde es mit dem inneren Licht aller Menschen, die an der Situation beteiligt waren. Verbinde das innere Licht aller Menschen untereinander. Wie ist die Situation jetzt?

Verbinde dich durch dein inneres Licht nochmals mit allen Menschen, und schau dir an, wie die Dinge sich dadurch verändern.

Fahre damit so lange fort, bis alle Menschen ein Gefühl tiefen Friedens empfinden oder die ganze Situation sich in Licht verwandelt hat.

Frage dich dann, wann diese Situation, in der du die Verbundenheit verloren und Schmerz empfunden hast, zum vorletzten Mal eingetreten ist.

Vermutlich war es im Alter von ....

Wenn du wüsstest, wer an dieser Situation beteiligt war, dann war es vermutlich ....

Und wenn du wüsstest, was geschehen ist, dann war es vermutlich ....

Verbinde wiederum, von deinem eigenen inneren Licht ausgehend, alle Menschen durch ihr inneres Licht miteinander. Fahre damit fort, bis die Situation abgeschlossen ist.

Gehe danach weiter zurück zum nächsten Problem und wiederhole die Übung wie oben beschrieben.

Dies stellt die Verbundenheit wieder her, die dich von Schmerz befreit. Du kannst zu Situationen in deiner frühen Kindheit, während deiner Geburt oder im Mutterleib, zu einer Ahnensituation, zu einem früheren Leben oder sogar zu einer Geschichte aus dem kollektiven Unbewussten zurückkehren, wenn das, was geschieht, dich nicht unmittelbar betrifft. Ungeachtet dessen, worum es in der Geschichte geht, nutze stets dein Licht, um Verbindung entstehen zu lassen.

Auf der geistigen Ebene kannst du Gott bitten, alle Blockaden oder Glaubenssätze zu beseitigen, die zwischen dir und der Erfahrung deiner selbst als Geist stehen. Wenn dies geschieht, dann erkennst du dich selbst als Liebe und spürst die Liebe Gottes, und die Illusion des Schmerzes löst sich auf.

Lektion 86

Schmerz als Leugnung Gottes

Wenn Gott die Liebe ist, und wenn von Gott nur das kommen kann, was friedvoll ist, dann ist Schmerz das Gegenteil von Gott. Schmerz ist eine Verleugnung der Liebe. In *Ein Kurs in Wundern* heißt es dazu:

> „Schmerz ist ein Zeichen, dass Illusionen herrschen anstatt Wahrheit. Er zeigt auf, dass Gott verleugnet, mit Angst verwechselt, als verrückt wahrgenommen und als Verräter an sich selbst gesehen wird. Wenn Gott wirklich ist, dann gibt es keinen Schmerz. Wenn der Schmerz wirklich ist, dann gibt es keinen Gott. Denn die Rache ist kein Teil der Liebe. Und die Angst, die die Liebe verleugnet und den Schmerz als Beweis verwendet, dass Gott tot ist, hat gezeigt, dass der Tod Sieger über das Leben ist. Der Körper ist Gottes Sohn, im Tod verweslich und so sterblich wie der Vater, den er erschlagen hat."

Natürlich glauben viele Menschen an Gott, leiden aber trotzdem. Doch ist unser Gott ein Gott der Glaubenssätze oder der Erfahrung? Haben wir göttliche Liebe gespürt oder sie als Teil unseres Glaubenssystems betrachtet? Gott ist kein Glaubenssatz und lässt sich durch Glaubenssätze nicht eingrenzen. Wenn wir jedoch auf das blicken, was wir darüber denken, dass Gott unseren Tod in der Hand hat, dann glauben wir, dass Gott auf Töten aus ist und will, dass sein Sohn leidet und stirbt. Wie könnte das sein? Jeder liebende Vater würde das Beste für sein Kind wollen. Wie viel eher also Gott! Gott ist nicht schizophren, sodass er die höchste Liebe wäre und dennoch das Leiden und den Tod eines anderen Menschen wollte – davon, dass er das Leiden und den Tod seines Sohnes gewollt hätte, ganz zu schweigen. Wir selbst sind schizophren und projizieren diese Dinge auf Gott. Er kann nicht geistig gesund sein und gleichzeitig wollen, dass wir leiden, uns aufopfern und uns zum Märtyrer machen. Er ist die höchste Kraft der Liebe und der

Reinheit. Nur Unschuld kann von ihm ausgehen. Wie der *Kurs* uns mahnt, ist es an der Zeit, unseren Angriff ebenso aufzugeben wie die Investition in Glaubenssätze, die von „brutalen Verbrechen oder geheimen Sünden mit gewichtigen Folgen“ erfüllt sind.

Durch Angriff hält das Ego sich am Leben. Wenn wir Angriffsgedanken aufgeben und Harmlosigkeit wertschätzen, dann verliert das Ego seine Beine. Nur Unschuld kann von der Unschuld selbst ausgehen, die Gott ist. Der Rest ist eine wahnsinnige Investition in eine wahnsinnige Illusion, deren Zeuge unser Schmerz ist. Sobald wir lange genug innehalten, um über unsere Glaubenssätze und darüber nachzudenken, wie es ihnen gelungen ist, eine übereinstimmende Realität zu erschaffen, die Schmerz und Leiden zum normalen Zustand macht, erkennen wir, dass wir selbst entscheiden können, wie unsere Wirklichkeit sein soll. Unsere Trennung ist derart tief, dass wir an diesem Punkt buchstäblich eine illusionäre Welt des Getrenntseins errichtet haben. Es ist eine Welt des Leidens, die durch Urteil und Selbstverurteilung herbeigeführt wurde. Doch sobald wir aufhören, Gott zu verleugnen, werden unsere Illusionen und auch ihre Auswirkungen in Form von Schmerz lachhaft.

Bitte heute um eine Erfahrung göttlicher Präsenz. Bringe deine Verleugnung dar, und bitte die Liebe Gottes herein, die den Frieden bringt, der das Verstehen übersteigt. Öffne dich dafür, auf eine tiefe Weise berührt und erhellt zu werden. Lass zu, dass du im Bewusstsein Gottes sanft gehalten wirst. Lege deine Sorgen und deinen Kummer in Gottes Hände. Erlaube dir, in froher Erwartung zu ruhen. Es gibt heute nichts zu tun, außer die Quelle von „Allem-was-ist“ einzulassen. Erhebe Anspruch auf das, was dein Erbe und deine Bestimmung ist. Gott wird durch die Macht seiner Liebe zu dir kommen. Es gibt nichts, was du tun müsstest, außer sie anzunehmen.

Lektion 87

Nur deine Gedanken

In dieser Lektion geht es noch einmal um die Macht des Geistes. Deine Gedanken sind nicht belanglos, und kein Gedanke ist neutral. Gedanken sind entweder auf Leiden und Tod oder auf Freude und Leben gerichtet. Gedanken sind Dinge. Es sind Investitionen in die Welt, auf die du schaust. Sie zeigen entweder ein angstvolles Selbstbild oder den Frieden und die Liebe, die dein wahres Wesen sind.

Die Macht des Geistes zu erkennen heißt, Verantwortung für ihn zu übernehmen. Die Macht des Geistes verleugnet Schuld als unwahr, als eine Form des Angriffs auf uns selbst und als Weg, um gegen Gott zu kämpfen. Die Verleugnung von Schuld und der Gedanke, dass du verantwortlich bist, bedeuten, dass du deine Macht zurückgewinnst und dass du dein Bewusstsein dem Himmel übergibst, um geführt zu werden. Das hilft dir, aus dem Traum der Trennung und aus dem Alptraum einer Welt des Schmerzes zu erwachen. Rückhaltlos angenommen würde Eigenverantwortlichkeit uns die Erleuchtung bringen. Wenn es weder Schuldzuweisung noch Schuld gäbe, dann würden wir unseren ursprünglichen Geisteszustand erkennen, der reiner Geist ist. In unserer Freiheit würden wir die Welt segnen, indem wir die Bewusstheit für unser Selbst, Gott und den Himmel überall dorthin tragen, wo auch immer wir hingehen. Die Welt, die uns umgibt, würde den Himmel in uns widerspiegeln. *Ein Kurs in Wundern* fasst die Macht des Geistes wie folgt in Worte:

> „Es sind nur deine Gedanken, die dir Schmerz verursachen. Nichts außerhalb von deinem Geist kann dich in irgendeiner Weise verletzen oder kränken. Es gibt keine Ursache jenseits von dir, die herabreichen und Bedrängnis bringen könnte. Niemand außer dir beeinflusst dich. Es gibt nichts in der Welt, was die Macht hat, dich krank oder traurig, schwach oder gebrechlich zu machen. Du aber bist es, der die Macht hat, alle Dinge,

> die du siehst, dadurch zu beherrschen, dass du einfach wiedererkennst, was du bist."

Das Konzept der Eigenverantwortung und die Art und Weise, in der unser eigenes Bewusstsein das, was in unserer Welt geschieht, selber verursacht, entdeckte ich 1974, als ich anfing, mich mit Hypnose zu befassen. Ein Jahr später, 1975, entwickelte ich die intuitive Methode als einen Weg, Zugang zu den tieferen Bereichen des Bewusstseins zu erlangen, um herauszufinden, was dort verborgen liegt. Als ich 1977 den Begriff der Eigenverantwortung in einem Seminar zum ersten Mal hörte, konnte ich meine eigene Nahtod-Erfahrung und auch eine Reihe anderer Beinahezusammenstöße, die ich mit dem Tod hatte, besser verstehen.

Ich erkannte allmählich, dass Schuld ein Trugschluss ist, der benutzt wird, um das Ego zu stärken, dass Verantwortung hingegen Ermächtigung bringt. Sie ermöglicht uns die Herrschaft über unsere Welt, und sie gibt uns die Verantwortung für das zurück, was sich in unserem Bewusstsein abspielt, weil die Welt genau das widerspiegelt, was dort verborgen liegt.

Der *Kurs* fährt fort:

> „Die Welt, die du siehst, tut nichts. Sie hat überhaupt keine Wirkungen. Sie stellt nur deine Gedanken dar. Und sie wird sich völlig verändern, wenn du beschließt, anderen Geistes zu werden, und die Freude Gottes als das wählst, was du wirklich willst."

Es gibt Gedanken, die von unseren Wünschen herrühren, und sie sind bewusst. In unserem Unterbewusstsein gibt es Gedanken, zu denen das gehört, was in unseren Opfersituationen wirklich geschehen ist, die für uns aber nicht akzeptabel sind und die wir daher verbergen. Es gibt Urteile, die wir über uns selbst gefällt und dann vergraben haben, sowie alte Entscheidungen, die zu Glaubenssätzen und damit zu Glaubenssätzen über uns selbst geworden sind. Es gibt unbewusste Muster oder Seelenmuster, die auch unsere Glaubenssysteme formen. Es gibt Glaubenssysteme auf Ahnenebene, die für uns ebenfalls eine Schlüsselbedeutung haben. Darüber hinaus sind unsere Gedanken nicht unsere Gedanken, sondern gelangen aus dem kollektiven Unbewussten der Menschheit oder dem kollektiven Ego in unser Bewusstsein hinein. Gedanken können auch aus dem dämonischen oder dunklen Unbewussten der Astralebene kommen. Obwohl alle diese Gedanken im eigentlichen Sinne nicht unsere Gedanken sind, können wir dennoch die Verantwortung dafür übernehmen und damit einhergehende Entscheidungen treffen. Wir können zum Beispiel loslassen oder uns stattdessen für die Gedanken unseres höheren Bewusstseins entscheiden. Wir brauchen uns nicht von dunklen Angriffsgedanken leiten zu lassen.

Bitte heute darum, dass dir gezeigt werden möge, wo dein Denken in eine falsche Richtung geht. Bitte darum, dass dir anschaulich die Gedanken gezeigt werden, die zu deinem gegenwärtigen Schmerz geführt haben. Nimm dir ein wenig Zeit, um darüber zu meditieren, und sorge dafür, dass diese Frage den ganzen Tag im Vordergrund deines Bewusstseins bleibt. Bitte darum, dass die Antwort dir auf eine Weise gezeigt werden möge, die dir nicht entgehen kann. Bitte von ganzem Herzen. Es ist dein Bewusstsein. Erhebe Anspruch auf das, was du von ihm bekommen willst.

Sobald du die Antwort erhältst, die dir zeigt, was zu deinem Schmerz geführt hat, übergib sie deinem höheren Bewusstsein und dem Heiligen Geist, damit sie das, was dich in Schwierigkeiten gebracht hat, ungeschehen machen. Horche darauf, worin der Ausweg besteht. Der Himmel kennt immer einen Ausweg, und er wird auf deine Bitte um Hilfe und Heilung antworten.

Lektion 88

Schamanische Prüfungen

Wir alle werden in unserem Leben bestimmten Prüfungen unterzogen. Bei diesen Herausforderungen werden nicht nur unser Gedächtnis oder unser Intellekt geprüft. Es sind Prüfungen des Geistes und des Herzens. Manchmal sind es nur kleine Prüfungen, wie etwa, ob wir freundlich oder gemein auf einen anderen Menschen reagieren oder ob wir einen Schritt auf ihn zutun oder einen weiteren Schritt in die Trennung hineingehen. Die meisten Prüfungen sind klein und haben keine größeren oder unmittelbaren Folgen oder Auswirkungen.

Auf der anderen Seite gibt es aber auch Prüfungen, die unsere Seele angebahnt hat, noch ehe wir in dieses Leben hineingeboren wurden. Bestehen wir sie erfolgreich, dann ist es, als würden wir in eine neue Stufe von Macht, Liebe oder Erfolg eingeweiht. Unser Geist und unser Herz dehnen sich aus. Unsere Kreativität und unsere medialen Fähigkeiten wachsen. Eine Seelenprüfung, die wir nicht bestehen – wobei es gleich ist, ob wir sie uns selbst gestellt haben, ob sie uns von einem Lehrer gegeben wurde oder ob sie ein urplötzlicher Angriff des Lebens in seiner allerschlimmsten Form ist, der uns alles abverlangt –, kann ein Auslöser für den größten Schmerz sein, den wir im Leben erfahren.

Schamanen unterwarfen ihre Schüler häufig derartigen Prüfungen. Das konnten Situationen sein, in denen es um Leben oder Tod ging, zum Beispiel, wenn ein Schüler eine bestimmte Flüssigkeit trinken musste, die ihn umbringen, ihn wahnsinnig machen oder bewirken konnte, dass er über die Grenzen der natürlichen Welt hinaustrat. Andere Einweihungen, wie etwa in Form einer Krankheit oder eines Unfalls, konnten jemanden scheinbar ganz ungebeten heimsuchen. Bei manchen Krankheiten sah der betreffende Mensch, wie er selbst oder ein bestimmter Teil seines Körpers, zum Beispiel die Augen, von Dämonen verschlungen wurde. Wenn er die Krankheit überlebte, stellte er fest, dass er entweder ganz allgemein heilende Fähigkeiten besaß oder bestimmte Krankheiten – wie Augenkrankheiten im Fall des

Dämonen, der seine Augen verschlungen hatte – heilen konnte. Manchmal konnte ein Mensch auch Zugang zu schamanischen Kräften erlangen, wenn er sich angesichts von Bedrohung oder Not auflehnte und so eine lange verlorene Fähigkeit erschloss, die Rettung brachte.

Von einem Schamanen wurde normalerweise gefordert, dass er alles wagte und heldenhaft alles auf eine Karte setzte. Er war fähig, sein Bewusstsein zu erweitern, und er bediente sich schamanischer Gaben, die sich der alltäglichen Kenntnis der Menschen entzogen.

Auch wir setzen für unser Leben von Zeit zu Zeit eine schamanische Prüfung an. Wenn wir sie bestehen, dann erreichen wir eine neue Stufe der Zuversicht, verbunden mit der Macht, in ein neues Stadium des Erfolges einzutreten, weil unser Herz und unser Geist sich ausgedehnt haben. Wenn wir in diesen Prüfungen durchfallen, dann haben wir das Gefühl, dass wir kaum noch lebendig sind und dass man uns das Herz aus der Brust gerissen hat. Prüfungen, in denen wir durchgefallen sind, laufen weiter. Wir tragen sie in uns, bis wir sie bestehen, obwohl sie normalerweise unter einem hohen Maß an Dissoziation vergraben sind, damit wir trotz des großen Schmerzes überleben können. Wenn wir in einer schamanischen Prüfung durchfallen, dann scheinen wir geschrumpft zu sein und an Ansehen verloren zu haben. Sobald wir aber erkennen, dass die Prüfung andauert, können wir sie noch einmal ablegen und bestehen.

Eine schamanische Prüfung zu bestehen erfordert:

1. dass wir uns rückhaltlos geben, alles aufs Spiel setzen.
2. Vergebung.
3. dass wir den Himmel um Hilfe bitten.

Alles geben

Wenn du alles und dann noch ein wenig mehr von dem gibst, wovon du gar nicht wusstest, dass du es hast, dann dehnt sich dein Geist aus und das, was du für möglich hieltest, wächst. Dein Blick öffnet sich, und ein Weg tritt klar zutage. Lange verborgene Kräfte erschließen sich dir auf eine ganz natürliche Weise für die Situation, die vor dir liegt.

Vergebung

Eine Zeile aus *Ein Kurs in Wundern* lautet: „Ich will vergeben, und dieses wird verschwinden." Vergib erst dir selbst und dann der Situation. Vergib anschließend allen Menschen, die an der Situation beteiligt sind, und allem, was falsch läuft. Vergib jedem und allem in der Vergangenheit und der Gegenwart. Vergib auch deinem gespaltenen Bewusstsein, das die Situation wahrnimmt, und vergib dem Konflikt. Eine schamanische Prüfung kannst du bestehen, indem du Schicht um Schicht vergibst. Wenn verborgene Nichtvergebung bestehen bleibt, dann gilt dies für das Leid oder die Bedrohung jedoch in gleichem Maße. Bitte dein höheres Bewusstsein, das zu finden und zu vergeben, was erforderlich ist, damit du die Prüfung bestehst.

Um die Hilfe des Himmels bitten

Um ein Wunder zu bitten – was manche Menschen für die optimale Methode des Mogelns halten – ist der müheloseste Weg, eine schamanische Prüfung zu bestehen. Es rückt alles wieder in die richtige Perspektive und erinnert uns daran, dass wir Gottes kostbares Kind sind und es verdient haben, dass alle guten Dinge uns mühelos zuteilwerden. Bitte von ganzem Herzen um ein Wunder, denn Gott hört dein Herz und nicht deine Worte.

Wenn eine schamanische Prüfung bestanden wird, integriert sie tiefe Spaltungen im Unbewussten. Es kann auch länger anhaltende schamanische Prüfungen geben, wie etwa, wenn Eltern dauernd Krieg gegeneinander führen. Auf einer bestimmten Ebene kann der emotionale Druck dich zerbrechen. Er kann dich aber auch in einen Diamanten verwandeln. Wenn du die schamanische Prüfung in dieser Hinsicht bestehst, dann wirst du zu einem Diamanten, der anderen Menschen dabei hilft, ebenfalls zu Diamanten zu werden.

Unterziehe nun dein Leben einer Prüfung im Hinblick auf die Zeiten, in denen du das Gefühl hattest, dir würde das Herz herausgerissen und du seiest gerade eben noch mit dem Leben davongekommen. Dies sind die schmerzhaftesten Ereignisse in deinem Leben.

Erstelle eine Liste dieser Ereignisse:

1. ....
2. ....
3. ....

Frage dich dann, zu wie viel Prozent du jede der Prüfungen bestanden hast. Der restliche Prozentsatz ist das, was du noch zu lernen hast.

Wähle anschließend eine der drei oben beschriebenen Methoden, und praktiziere sie so lange, bis du von einem Gefühl des Friedens erfüllt bist und die kreative Macht oder die schamanische Gabe in dir spüren kannst, die mit dem Bestehen einer solchen Prüfung einhergeht.

Wenn noch Reste von Schmerz vorhanden sind oder du noch Urteile über etwas hegst, mach dir bewusst, dass es noch irgendetwas gibt, das abgeschlossen werden muss. Diese schamanischen Prüfungen wurden von dir selbst – deiner eigenen Seele – angesetzt. Du musst auf einer tiefen Ebene die Zuversicht haben, dass du die Prüfung bestehen kannst und dass es einen Weg gibt. Gib nicht auf. Es gibt einen besseren Weg, und du kannst ihn finden.

Wisse, dass es einen Ausweg gibt, wenn es darum geht, den Schmerz in deinem Leben zu heilen. Bitte vor dem Schlafengehen und nach dem Aufwachen darum, dass dir die Wurzelereignisse gezeigt werden. Die Heilung von Wurzelereignissen kann dir eine große Hilfe sein, wenn es darum geht, eine schamanische Prüfung zu bestehen. Gib allen Menschen und allen Dingen so viel, wie du nur kannst. Vergib allen Ärger in der Vergangenheit, um die Gegenwart zu befreien. Bitte um das Wunder, das es dir ermöglicht, die Prüfung zu bestehen, und bitte um die Gnade, dass dies mit Leichtigkeit geschehen möge.

Lektion 89

Harmlosigkeit

„Wenn du die Harmlosigkeit in ihnen
[den Dingen in der Welt] wahrnimmst,
werden sie deinen heiligen Willen
als den ihren akzeptieren.
Und was als Furcht erregend gesehen wurde,
wird jetzt zu einer Quelle der Unschuld
und der Heiligkeit."

EIN KURS IN WUNDERN

Harmlosigkeit ist eine Eigenschaft der Meisterschaftsstufe, die Hand in Hand mit Mitgefühl geht. Sie ist das Ende allen Angriffs, der die eigentliche Grundlage des Egos ist, sodass infolgedessen eine Bewegung über den Konflikt hinaus und in die Freude hinein stattfindet. Das führt uns in den tiefen Frieden, der jenseits der Dualität liegt, und in die Einheit des Geistes hinein.

Damit wir Harmlosigkeit in einem anderen Menschen wahrnehmen können, muss es Harmlosigkeit in uns selbst geben, weil das Gesetz der Wahrnehmung bedingt, dass wir nach innen blicken, bevor wir nach außen schauen. Wenn wir selbst harmlos sind, sehen wir Harmlosigkeit auch in anderen Menschen, und dann schließen sie sich uns in Harmlosigkeit an, weil unser Wille in höherem Maße heil und aus diesem Grunde heilig und unwiderstehlich ist. Die Schönheit der Unschuld ist bezaubernd, weil die Welt ein sicherer Ort geworden ist.

In einer Situation, in der Urteil einen Angriff in Groll hätte verwandeln können, lässt Vergebung uns harmlos und damit hilfsbereit werden. Wir sind weder das Raubtier noch die Beute, fühlen uns nicht länger vom Tod angezogen, sondern bringen Leben hervor. Die Herrschaft, die von unserem heiligen Willen, unserem reinen Geist ausgeht, führt die Menschen in unserer Umgebung zu ihrem eigenen Geist zurück, damit sie ihre eigene Harmlosigkeit und Heiligkeit erkennen können.

Von der Harmlosigkeit gehen Segenswünsche und Hilfsbereitschaft aus, die zum Frieden in der Welt beitragen. Harmlosigkeit ist eine einfache Seinsweise, die viel Gutes bewirkt. Um harmlos zu sein, müssen wir friedvoll sein. Um friedvoll zu sein, müssen wir allem vergeben, was uns zornig macht, ärgert oder aufbringt. Anderenfalls gießen wir lediglich Öl ins Feuer. Harmlosigkeit heißt willkommen. Sie übernimmt Verantwortung. Der Schwarze Peter wird nicht weitergegeben. Zorn und Schmerz werden transformiert, statt verstärkt und weitergegeben zu werden.

Lass zu, dass du die unvergleichliche Anziehungskraft der Unschuld besitzt. Geh meisterhaft mit den Menschen in deiner Umgebung um. Lass zu, dass Segenswünsche und Schönheit im Überfluss vorhanden sind. Deine Harmlosigkeit tilgt deine Schuld. Sie macht dich sicher und dehnt deine Sicherheit auf die Menschen in deiner Umgebung aus.

Deine Harmlosigkeit, die dich zu einer Brücke zwischen Himmel und Erde macht, geht über dein Ego hinaus.

Deinen Geist von „Harm" zu befreien heißt, dass du selbst schmerzfrei bist und allen Menschen in deiner Umgebung diese Harmlosigkeit bringst.

Praktiziere heute Harmlosigkeit. Lass allen Ärger, alle Aufgebrachtheit und allen Zorn los. Wisse, dass Vergebung dich von der Versuchung befreit, zu reagieren und damit deinen Schmerz zu verstärken. Kontrolliere deinen Geist auf Anzeichen von Zorn oder Ärger aus Vergangenheit oder Gegenwart. Reiche vergebend die Hand, statt dich urteilend zurückzuziehen. Gib den Schwarzen Peter nicht weiter. Brenne durch negative Emotionen hindurch, bis du von Frieden erfüllt bist und sie befreit sind. Du entscheidest dich zwischen Freiheit und einem Gefängnis des Schmerzes. Lass die Vergangenheit los, und verpflichte dich der Harmlosigkeit, damit du frei sein kannst.

Lektion 90

Die Lektion, die Schmerz lehren will

Schmerz ist ein deutlicher Hinweis darauf, dass wir eine bestimmte Lektion nicht gelernt haben. Sowohl Verstehen als auch ein Ort, an dem wir nicht vergeben haben, sind uns entgangen. Wenn das Verstehen kommt, dann ist Vergebung sicher, denn mit der Erfülltheit des Verstehens wird die Verbundenheit wiederhergestellt, und Groll wird befreit. Wo Vergebung angewandt wird, dort wird die Verbundenheit wiederhergestellt, und die Lektion wird gelernt.

Wenn wir leiden, dann sind wir in einer Illusion gefangen, die Schmerz hervorruft. Wir können um das Verstehen bitten, das uns befreien wird. Wir haben das Recht, die Wahrheit für uns selbst zu beanspruchen. Es ist der Wille des Himmels, dass wir diese Wahrheit bekommen. Alles, was ihr im Weg steht, ist unser Ego, das gleichfalls eine Illusion der Trennung ist, in die wir investiert und der wir dadurch Bedeutung und Wert verliehen haben. Unser Ego schreit angsterfüllt, dass wir sterben werden. Dabei ist es unser Ego, das Stück um Stück sterben wird, wenn Wahrheit und Verstehen kommen. Vergebung lässt uns erkennen, dass in Wirklichkeit nur unser Ego verletzt wurde, eine Vorstellung, die wir von uns selbst haben und die es nicht wert ist, verteidigt zu werden. Vergebung hilft uns zu erkennen, dass es keine Kränkung gegeben hat, sondern nur einen Menschen, der unsere Hilfe brauchte, und wenn wir diese Hilfe nicht gewähren, dann werden wir innerlich ebenso leiden wie er.

Lass uns nun die Macht der Vergebung anrufen. *Ein Kurs in Wundern* bezeichnet Vergebung als „Liebe auf der irdischen Ebene“. Negativität, Schmerz und Wahrnehmung werden durch Vergebung transformiert.

> „Wie kannst du wissen, wann du etwas falsch siehst oder es einem anderen nicht gelingt, die Lektion wahrzunehmen, die er lernen sollte? Scheint der Schmerz in der Wahrnehmung wirklich zu sein? Wenn ja, dann kannst du sicher sein, dass die Lektion nicht gelernt ist. Und

> da ist Nichtvergebung noch in dem Geist versteckt, der den Schmerz mit Augen sieht, welche der Geist lenkt."

Der *Kurs* sagt weiter, dass Gott mit diesen Lektionen alles beseitigen will, was uns verletzen könnte, dass er keinen einzigen unversöhnlichen Gedanken ungeheilt, keinen einzigen Nagel oder Dorn übrig lassen will, der uns verletzen könnte. Gott will, dass alle ungeweinten Tränen abgewischt werden und dass Lachen jede dieser Tränen ersetzen soll, damit wir wieder frei sein können.

Widme heute sowohl am Morgen als auch am Abend längere Zeit der Aufgabe, allen Zorn, alle Aufgebrachtheit, allen Groll und jedes wahrgenommene Versagen eines anderen Menschen zu vergeben. Mach dir Erbarmen und die Wahrheit zu eigen. Vergib dem Schmerz. Vergib denen, die helfen wollen. Vergib deinen Gegnern oder denen, auf die du als Verursacher dieses Schmerzes projiziert hast. Nachdem dies abgeschlossen ist, kehre in deine Vergangenheit zurück. Was du andere Menschen dort tun oder zu tun versäumen siehst, ist das, was du selbst tust oder zu tun versäumst. Wenn du durch deine Leugnung hindurchgelangst, wirst du es erkennen, und wenn du weiter schaust, wirst du deinen Vertrag mit dem Ego allmählich brechen, der im Kleingedruckten deinen Tod vorsieht.

Vergib allem Schmerz der Vergangenheit. Vergib dir selbst als demjenigen, der die Lektion angesetzt, sie aber nicht gelernt hat. Vergib den Menschen und Situationen, die dich in der Vergangenheit aufgebracht und dir vermeintlich Schmerz zugefügt haben. Mach dir heute Verstehen und Frieden zu eigen.

Widme dich jede Stunde eine Zeitlang dem, was von deinem Schmerz und der gegenwärtigen Situation noch übrig ist. Schau vor allem den Zeitraum an, der zwischen sechs Monaten und zwei Jahren vor dem Beginn deines chronischen Schmerzes liegt, um den Groll zu finden, den du gegen Menschen und Ereignisse in der Wurzelsituation hegst, die zu dem chronischen Schmerz geführt hat. Mach diesen Tag zu einem Tag der Vergebung und der Freiheit für dich und die Menschen, denen du vergibst und die nun nicht länger die Bürde deiner Projektion tragen müssen. Auch wenn hundert Menschen dieselbe Projektion auf einen Menschen haben, kann deine Vergebung stark genug sein, um die Wahrnehmung nicht nur für dich und den Menschen, auf den du zornig warst, sondern für alle zu transformieren. Wende heute die Übung der Vergebung an, die der *Kurs* dir vorschlägt:

„Ich will vergeben,
und dieses wird verschwinden.“

Deine gegenwärtige Situation mag chronisch und tief eingepresst sein, aber jede Vergebung bringt dich der Freiheit von Schmerz immer näher, weil du die Lektion gelernt hast.

Lektion 91

Die Zukunft befreien

Die Zukunft befreien heißt, über jeden Konflikt des Geistes hinauszugehen. Wo es keinen vergangenen Konflikt gibt, dort gibt es auch keinen Schmerz. Nichts wird aus der Vergangenheit in die Gegenwart oder Zukunft herbeigezogen, um uns für Sünden zu bestrafen, an die wir glauben. Groll und Jammer fallen ebenso fort wie Schmerz und Verlust, wenn die Vergangenheit geheilt wird. Du investierst nicht mehr in Trennung und verlässt deshalb die Folterbank der Zeit, indem du deine Zukunft befreist. Die Illusionen der Vergangenheit lösen sich auf, und infolgedessen fällt auch die Angst vor der Zukunft fort. Wenn die Angst aufhört, endet die Trennung, und der Trugschluss der Schuld weicht der Unschuld und Einheit, die Liebe und Fülle sind.

König Schuld und Königin Kummer werden von den Thronen gestoßen, derer sie sich bemächtigt hatten, und die rechtmäßigen Erben des Friedens und der Schönheit nehmen ihre Throne wieder ein. All das geschieht, wenn die Zukunft von der Sklaverei der Vergangenheit befreit wird. Die Psychologie verblasst ebenso wie Ausreden. Alles, was bleibt, ist ein transzendentes Jetzt, eine Pforte zum Licht, ein Retter der Zeit und ein Retter des Lebens.

All dies wird erreicht, indem du deine Zukunft einfach in die Hände Gottes legst. All dies wird bewältigt, indem du die Vergangenheit einfach in die Hände Gottes legst. Wie kann es Sorgen oder Angst geben, wenn dein Geliebter sich dessen annimmt, was kommt, der dich mehr liebt, als du dir jemals träumen lassen könntest, dass man lieben kann? Indem du deine Vergangenheit und Zukunft in die Hände Gottes legst, zerstörst du das Bedürfnis des Egos nach der Illusion von Kontinuität, die es benutzt, um Schmerz von einem Augenblick zum nächsten zu befördern.

Das Ego verschmilzt die Zeit zum Zweck des Schmerzes und um auf diese Weise deinen Tod zu begründen. Ohne die Fingerfertigkeit des Egos in Bezug auf Zeit stünde jeder Augenblick für sich und sänge ein ewiges Jetzt und ein ewiges *Neu*, das dich mit wunderbarem Staunen einen Anfängergeist erfahren ließe. Du bräuchtest die Kontrolle des Egos nicht mehr länger. Du würdest dich unaufhörlich verlieben, und wenn du dich verliebst, öffnen sich dein Herz und dein Geist der unaufhaltsamen Anziehungskraft des Himmels. In einem einzigen Moment kannst du keinen Schmerz leiden. In einem einzigen Moment kannst du nicht sterben. In einem einzigen Moment kannst du keinen Verlust erfahren, doch dein Ego hat dich dazu verdammt, die Zeit „im Todestrakt abzusitzen". Verschmelzung der Zeit heißt, dass das unerbittliche Leiden ohne Linderung andauert. Dadurch, dass du Vergangenheit und Zukunft in Gottes Hände legst, gibst du Gott die Zeit zurück, damit er sie sanft und mühelos für dich entfaltet, während du zum Einssein und seiner herrlichen Freude zurückkehrst.

Wenn du Gott deine Zukunft gibst, dann gibst du ihm auch deine Vergangenheit und die Gegenwart. Du lässt deine Bürden eine nach der anderen los. Du erkennst den Weg zu vollkommenem Frieden, der sich Schritt um Schritt vor dir entfaltet. Wenn du Gott deine Vergangenheit und deine Zukunft gibst, dann lässt du zu, dass Hilfe und die Gnade, die du brauchst, zu dir kommen können. Wenn du Gott deine Zukunft gibst, dann nimmst du dem Ego und seinem unersättlichen Bedürfnis nach Macht die Krone fort und gibst sie Gott zurück, der dir bereits unschätzbaren Wert verliehen hat.

Diese Lektion aus *Ein Kurs in Wundern*, in der es darum geht, die Zukunft in die Hände Gottes zu legen, ist immer eine meiner Lieblingslektionen gewesen. Sie gibt mir Frieden, weil ich weiß, dass ich mir um das Ergebnis keine Sorgen zu machen brauche. Gottes Hände nehmen sich seiner an. Ich erkenne, dass ich den Stress, jede Kleinigkeit kontrollieren zu müssen, nicht brauche. Ich kann sogar dann entspannt sein und Spaß haben, wenn große Themen anstehen.

Je mehr du diese Lektion, die Zukunft zu befreien, praktizierst, umso mehr wird das Ego aufgelöst, und Gott übernimmt an seiner Stelle die Führung. Der große Freund ist da, um dir zu helfen, und du kannst dich und deine Zukunft in diese liebenden Hände legen.

Befreie deine Zukunft, und du befreist dich von Schmerz, denn es gibt nichts, vor dem du Angst haben müsstest, und es gibt keinen Grund, dich für eine Vergangenheit anzugreifen, die es niemals gegeben hat. Sie hat nur in deiner Vorstellung existiert. Lege deine Zukunft in Gottes Hände, und lass zu, dass du geliebt wirst.

Lektion 92

Im Laufe der Jahre

Im Laufe der Jahre habe ich sowohl in meinem Privatleben als auch in meinem Berufsleben gelernt, dass ich, wenn ich aufgebracht war, letztendlich immer über mich selbst aufgebracht war. Frieden wurde immer wertvoller für mich. Ich lernte, dass ich, wenn ich jedem Menschen – mich selbst eingeschlossen –, jeder Situation und sogar den Dingen vergab, die mich aufgebracht hatten, Schicht um Schicht zu einem noch tieferen Frieden zurückgeführt wurde. *Ein Kurs in Wundern* bringt dieses Prinzip für mich sehr prägnant zum Ausdruck:

> „Vergiss heute nicht, dass es keine Form von Leiden geben kann, die nicht einen unversöhnlichen Gedanken verstecken würde. Noch kann es eine Form von Schmerz geben, die Vergebung nicht heilen kann."

Gehe heute durch dein Leben, Jahr um Jahr und Mensch um Mensch. Fange bei der Gegenwart an, und gehe rückwärts, oder fange bei deiner Empfängnis an, und gehe vorwärts. Vergib jedem und allem. Du wirst feststellen, dass du Urteile sogar über die Menschen gefällt hast, denen du am nächsten standest. Vergib ihnen allen. Gehe durch ein Jahr nach dem anderen. Gehe in deinem eigenen Tempo. Es kann einige Stunden dauern, oder es kann einen Monat dauern. Vergib Problemen und Situationen. Vergib den Menschen, die daran beteiligt waren. Vergib dir selbst. Vergib dem Leben. Vergib Gott.

Lektion 93

Der Selbstbetrug der Angst

Ich habe bereits darüber gesprochen, dass Angst entsteht, wenn Verbundenheit verloren geht. Ich habe auch bereits darüber gesprochen, dass die Verbundenheit nicht verloren ging, sondern vielmehr von uns zerbrochen wurde, weil wir frei sein wollten. Die Verbundenheit zu zerbrechen und den damit verbundenen Schmerz zu erfahren ist jedoch so, als würdest du genau an dem Tag aus dem Gefängnis ausbrechen, an dem das Strafmaß herabgesetzt werden sollte. Nun bist du immer auf der Flucht und schaust ständig über die Schulter zurück. All das ist geschehen, weil du an dem Tag, an dem du befreit werden solltest, einen anderen Plan hattest. Weil du auf den Rat des Egos gehört hast, hast du Unabhängigkeit mit Freiheit verwechselt. Jetzt gibt es großen Ärger, und das Ego fordert seinen Preis unerträglichen Schmerzes, damit es den Selbstbetrug am Leben erhält. Niemand hat dich traumatisiert. Du selbst hast die Entscheidung getroffen, dich zu trennen, und du hast Persönlichkeiten konstruiert, die sich um das Opfer, den Aufopfernden und den Rebellen drehen. Sie sind jedoch nicht der, der du bist. Du hast deine Zugehörigkeit durch Schmerz und Selbstkonzepte zugedeckt. Du hast dein *Sein* verleugnet, damit du dich nicht als einen seienden Menschen, sondern als *tuenden* Menschen erkennst.

Du warst nicht das Opfer, und du bist noch nicht einmal der Aufopfernde und der Rebell. Dies sind nur Persönlichkeiten, die du dir zugelegt hast, um dein wahres Selbst zu verstecken. Du bist Gottes Kind. Das erkennst du in immer stärkerem Maße, wenn du deine Traumata, ihre verborgenen Wutanfälle und ihre Rebellion aufgibst. Du bist Gottes Kind, und er würde dir nicht wünschen, was du dir selbst gewünscht hast. Und wenn du in den verborgensten Winkeln deines Geistes glaubst, dass jemand anderer dich verletzt hat, dann glaubst du, dass Gott es auch getan hat. Wenn du glaubst, dass ein Elternteil dich im Stich gelassen hat, dich nicht wollte oder dein Herz gebrochen hat, dann glaubst du, dass Gott dir genau dasselbe angetan haben muss. Wie könnte das sein? Du hast dich selbst betrogen und Gott und andere Menschen fälschlich dafür beschuldigt, dass du sie verlassen hast, dass du sie nicht wolltest und dass du selbst dein Herz gebrochen hast, indem du sie zurückgewiesen hast.

Du glaubst, dass du ein Selbst bist, das niemals sein kann. Und so blickst du auf eine Welt, die nicht sein kann. Nichts in der Welt kann wahr sein, weil es lediglich deine eigenen selbstbetrügerischen Konzepte widerspiegelt. Schenke diesen Illusionen keinen Glauben. Sie bringen einen Mangel an Liebe und Erfolg in deine Welt. Verbringe dein Leben nicht damit, eine Welt zu sehen, die nicht wahr ist, oder eine Lebensgeschichte zu erzählen, die eine tragische Phantasievorstellung ist. Gott kann dir unmöglich all das wünschen und zugleich die Verkörperung der Liebe sein.

Angst ist nicht wirklich. Wir sind Gottes eigenes Kind. Angst ist Selbstbetrug, und du brauchst nicht länger in diese törichte Angst zu investieren. Schmerz und die Angst, die ihn antreibt, können niemals Gottes Wille für dich sein. Wolle, was Gott für dich will. Kenne dich selbst, wie Gott dich kennt. Nimm seine Wunder an. Vergib anderen, und dir wird vergeben. Gib Unabhängigkeit zugunsten der Partnerschaft auf, die dir angeboten wird. Diese Angebote werden dir so lange gemacht, bis du sowohl innere als auch äußere Einheit erfährst. Diese Angebote werden dir so lange gemacht, bis du die Vereinigung wieder von ganzem Herzen annehmen und mit Gott und „Allem-was-ist" Zwiesprache halten kannst.

Dies wird so lange andauern, bis du dein Einssein von neuem erkennst. Warum nicht jetzt?

Warum willst du auf den Himmel warten, wenn alles andere Selbstbetrug ist und Gott selbst dir die Hand herabreicht, weil er möchte, dass du eine Himmel-auf-Erden-Geschichte schreibst?

Lektion 94

Schmerz ist eine falsche Wahrnehmung

Alle Heilung findet auf der Ebene der Wahrnehmung statt. Sie geht vom Geist aus und spiegelt sich dann in jedem anderen Bereich unseres Lebens wider. Wenn sie nicht auf dieser Ebene geschieht, dann wird ein Schmerzsymptom lediglich durch ein anderes ersetzt. Wenn wir Schmerz empfinden, dann haben wir eine falsche Wahrnehmung im Hinblick auf einen Menschen in unserer Umgebung, im Hinblick auf uns selbst und im Hinblick auf Gott. Eine dieser Ebenen zu klären ist gleichbedeutend damit, vollkommen schmerzfrei zu sein.

Wenn wir jemand anderem die Schuld an unserem gegenwärtigen Zustand geben, dann versuchen wir, der Verantwortung für das, was geschieht, aus dem Weg zu gehen. Wir haben eine bestimmte Situation und den Hilferuf des betreffenden Menschen falsch wahrgenommen. Dadurch haben wir die Lektion, die uns ermächtigt hätte, nicht gelernt. Wir haben die Seelengabe nicht geöffnet, die wir für genau diese Situation mitgebracht hatten, und uns stattdessen für Selbstkonzepte entschieden, die Schmerz hervorgerufen haben. Nun haben wir in eine Geschichte investiert, die niemals stattgefunden hat, und in ein Selbst, das wir nicht sind. Die ursprüngliche Situation lässt Muster einer falschen Wahrnehmung von uns selbst und anderen Menschen entstehen, die zu Schmerz auf vielen Ebenen führen.

Wir haben auch Gott falsch wahrgenommen. In der Tiefe des Unbewussten geben wir ihm die Schuld an unserer Situation. In unserer Vorstellung ist er grausam und fordert unsere Bestrafung. Unser Schmerz bezeugt, dass er alles andere als ein liebender Vater ist und uns sogar hasst. Wir verbergen diese Vorstellungen vor uns selbst, weil sie der Prüfung der Vernunft nicht standhalten könnten.

Falsche Wahrnehmung wird geheilt durch den Wunsch, nicht länger in Illusionen gefangen zu sein. Jedes der nachfolgend genannten Prinzipien der Heilung kann uns die richtige Wahrnehmung zurückgeben.

1. Vergib dem wichtigen Menschen in deinem Leben, dem du die Schuld gibst. Vergib dir selbst. Vergib dem Leben. Vergib Gott.
2. Lass dein verborgenes körperliches und emotionales Schwelgen los. Diese schmerzhafte Situation verbirgt einen Ort emotionalen Schwelgens.
3. Nimm deine Gabe für die jetzige Situation sowie eine weitere Seelengabe für die vergangene Situation, die zu ihr geführt hat, dankbar an. Teile die Gabe mit den Menschen in deiner Umgebung.
4. Nimm Gottes Gaben an. Seine Liebe und seine Wunder sollen dich befreien, denn du bist sein geliebtes Kind.
5. Dein Vertrauen würde die Situation entwirren, die so verworren geworden ist, um diesen schmerzhaften Konflikt zu erzeugen.
6. Gib das Urteilen auf, und segne stattdessen in zunehmendem Maße.
7. Verpflichte dich von ganzem Herzen dem nächsten Schritt. Trotz allem, was dein Ego dir sagt, ist der nächste Schritt immer besser als der jetzige.
8. Bitte darum, dass deine Wahrnehmung sowohl in der Gegenwart als auch in der Vergangenheit durch Frieden ersetzt werden möge.

Lektion 95

Der Götze der Grausamkeit

Götzen sind verborgene Ziele, die wir zu Göttern erhoben haben. Mit Hilfe dieser falschen Götter streben wir nach unserem Glück und unserer Erlösung. Weil ein Götze noch mächtiger, heimtückischer und tiefer verborgen ist als eine Sucht, ist er imstande, nicht nur alle positiven Aspekte von Manifestation, Gebet, Anspruch-Erheben und Etwas-von-ganzem-Herzen-Wollen, sondern auch andere Aspekte der Geisteskraft zunichte zu machen, die uns für Frieden und Heilung öffnen kann. Ein Götze ist eine Trumpfkarte, die das Ego benutzt, um die Heilkraft des Geistes zu verleugnen. Götzen liegen tief im persönlichen Unbewussten verborgen, und es ist schwer, Zugang zu ihnen zu erlangen. Häufig werden sie kompensiert, wie zum Beispiel, wenn jemand, der sehr gehemmt ist, Sex zu einem Götzen erhebt, oder wenn ein Mensch, der im Mangel lebt, einen Götzen des Geldes verdrängt.

Mit der Zeit bin ich ein wenig besser darin geworden, sie aufzuspüren, aber meist benutze ich Prozesskarten, um herauszufinden, ob sie eine Situation beeinflusst haben. Im Laufe der Jahre habe ich eine Reihe von Kartensets entwickelt, um unterbewusste und unbewusste Dynamiken aufzudecken und die Heilung, die Gaben und die Gnade zu finden, die in jeder Situation für uns verfügbar sind.

In *Ein Kurs in Wundern* gibt es ein Prinzip, das meiner Meinung nach eine so tiefe psychologische Wahrheit birgt, dass es sich lohnt, es sofort zu lernen: Für alles, was wir anderen Menschen wünschen, werden wir selbst anfällig. Auch wenn dunkle Wünsche unseren Geist nicht verlassen und Illusionen außer in der Welt der Illusionen keine reale Wirkung haben, werden wir dennoch offen für das, was wir einem anderen Menschen wünschen. Wenn wir grausame Wünsche oder Angriffsgedanken gegen einen anderen Menschen hegen, dann glauben wir, dass wir selbst offen für Angriff und Grausamkeit sind. Die Tatsache, dass wir Götzen der Grausamkeit haben, macht uns zu Empfängern grausamer Dinge, die uns zustoßen, und dazu gehört Schmerz. Dem, was wir anderen Menschen wünschen – sei es gut oder schlecht –, können wir selbst nicht entkommen. Wenn wir einen Götzen der Grausamkeit haben, dann wünschen wir uns ständig, dass andere Menschen und wir selbst leiden, um auf diese Weise den Göttern der Dunkelheit zu opfern.

Frage dich jetzt, wie viele Götzen der Grausamkeit du in dir trägst. Wenn du es wüsstest, dann sind es vermutlich ....

Stelle dir vor, dass du den Tempel deines Geistes betrittst und in die Mitte gehst, wo dein Altar steht. Dies ist der Ort, an dem du dem Himmel, dem Leben und anderen Menschen deine Opfergaben bringst. Hier findest du deine Götzen der Grausamkeit. Stoße sie mit Hilfe des Himmels von deinem Altar herab. Ihr Platz wird sofort von den Lilien der Vergebung eingenommen. Außerdem strahlt ein Licht von oben auf die Mitte deines Altars herab, in dessen Kegel eine weitere Gabe erscheint. Freue dich an diesen Gaben, und mache sie zu einem Teil deines Lebens. Wenn du den Sinn einer Gabe nicht verstehst, bitte den Himmel einfach darum, ihn dir zu zeigen.

Lektion 96

Bitte heute um das, was Gottes Wille für dich ist

In der Bibel heißt es, dass wir beten sollen, und zwar ohne Unterlass beten sollen. Mache den heutigen Tag zu einem solchen Tag des Betens.

Zunächst einmal würde kein Freund, der diesen Namen verdient, seinem Freund wünschen, dass er Schmerzen leidet. Wenn dem so ist, wie könnte dann dein höchster Freund dir etwas Geringeres wünschen? Erkenne also heute, wenn du darum bittest, vom Leiden befreit zu werden, dass du um das bittest, was Gottes Wille für dich ist. Es geht nur darum, deinen eigenen Willen auf den Willen Gottes auszurichten. Dein wahrer Wille jenseits des Egos will keinen Schmerz, denn dieser Wille ist aus dem Willen Gottes hervorgegangen. Den Willen deines Egos, mit dem du dich offenkundig identifiziert hast, kümmert es nicht wirklich, ob du leidest oder nicht. Tatsächlich benutzt unser Ego das Leiden sogar, um Aufmerksamkeit, dunklen Glanz und Bedeutung zu erlangen, selbst wenn es zu unserem eigenen Schaden ist. Identifiziere dich heute mit deinem wahren Selbst. Brich deinen Geist und dein Herz auf, und empfange die Liebe, die dein höchster Freund dir schenken will. Unser höchster Freund schenkt uns ständig Liebe und Trost. Öffne dich der Fülle und Gnade, die dein höchster Freund für dich bereithält, und bete ohne Unterlass darum, dass es dir gelingen möge, deinen Willen auf den Willen Gottes auszurichten.

Lektion 97

Schmerz als Zwang

Wenn wir Schmerz erfahren, dann befassen wir uns zwanghaft mit ihm. Er nimmt unsere Aufmerksamkeit so sehr gefangen, dass er manchmal sogar die Macht besitzt, fast alle anderen Erfahrungen auszublenden. Ich habe festgestellt, dass alles, womit wir uns zwanghaft befassen, eine Falle ist. Auch eine gute Sache, mit der wir uns zwanghaft beschäftigen, bringt uns aus dem Fluss, und wir bewegen uns nicht vorwärts. Alles, was uns aufhält, ist eine Falle. Wenn wir bis zur Besessenheit an einen geliebten Menschen denken, dann benutzen wir auch ihn, um uns zurückzuhalten.

Es ist offensichtlich, dass Schmerz ein Zwang ist, und es ist offensichtlich, dass er eine Falle ist. Ich habe festgestellt, dass alle Dinge, die Zwang entstehen lassen – wie Sucht, Demütigung, Tabus oder soziale Kastenordnungen –, uns daran hindern sollen, die Stimme der inneren Führung zu hören. Sie wurde uns als Inspiration für ein Projekt gegeben, bei dem es um Führungsstärke und um eine Aufgabe geht, die unsere Seele uns zu unserem eigenen Nutzen und zum Nutzen der Welt gestellt hat.

Unser Schmerz liefert uns eine Ausrede, uns katzbuckelnd zu drücken. Er ist die Arroganz falscher Demut. Mit seiner Hilfe laufen wir vor unserer Lebensaufgabe davon. Wenn wir aufgerufen sind, ein bestimmtes Projekt durchzuführen, dann haben wir dafür aber nicht nur die notwendige Kraft, sondern auch die Hilfe der Gnade. Wenn uns diese Aufgabe gestellt wird und wir uns für Inspiration und Führung öffnen, dann können wir sie vollbringen, wie groß sie auch immer sein mag. Unser Geist und unser Herz sind ideal geeignet für das, was uns aufgetragen wurde. Es ist in unserem eigenen Interesse, unsere Aufgabe anzunehmen, denn Schmerz ist ein Abwehrmechanismus, ein Versuch, uns zu überwältigen und von dem abzulenken, wozu wir aufgerufen sind. Der Schmerz kann vollständig aufgelöst oder Schritt um Schritt gelindert werden, wenn wir unsere Berufung und das, wozu wir aufgerufen sind, von ganzem Herzen annehmen. Wir sind im Besitz der Gaben, die imstande sind, die Welt zu befreien, und wenn es noch etwas anderes gibt, das wir brauchen, dann wird der Himmel es uns geben, damit wir es dort geben können, wo es gebraucht wird.

Frage heute, worin die Aufgabe besteht, zu der du aufgefordert bist. Mach deine Bereitschaft zu deinem Gebet. Tritt heute von deinem Schmerz zurück, während du die Aufträge annimmst, die deine Seele für dich hat.

Lektion 98

Schmerz und Gott

Gott lebt in unserem Herzen. Du kannst ihn dort jederzeit besuchen, um die Liebe zu spüren, die du verdienst. Im Reich Gottes gibt es keinen Schmerz, denn er ist eine Illusion, und Gott ist die höchste Wahrheit. Gott ist Frieden, und das, was der Schmerz ausdrückt, kann nichts anderes als ein Konflikt sein. Gott ist die höchste Liebe, und er würde nicht wollen, dass sein Sohn leidet.

In *Ein Kurs in Wundern* bezeichnet Jesus die Kreuzigung als das letzte nutzlose Opfer, das eine spektakuläre Lektion in Vergebung sein sollte. Das klingt glaubhaft für mich, weil ich weiß, wie weitreichend Aufopferung ist. Wir – und mit uns der gesamte kollektive Geist der Menschheit – haben Aufopferung und ihren im Entstehen begriffenen Schmerz mit Liebe verwechselt. Wir haben auf Gott projiziert, dass er von seinem Sohn verlangt hat, sich zu opfern. Wie kann das sein, wenn Aufopferung ein Bedürfnis nach Schmerz ist, das benutzt wird, um Schuld zu kompensieren? Aufopferung will unseren Mangel an Wert verbergen, addiert letztlich aber nur unsere Gefühle der Wertlosigkeit auf. Sie ist im Teufelskreis von Überlegenheit und Unterlegenheit gefangen. Aufopferung beruht auf Konkurrenz und ist nur für das Ego nützlich, weil alles, was durch Aufopferung erreicht wird, auch ohne sie hätte erreicht werden können. Aufopferung ist Angriff. Wie könnte dies der Wille Gottes für seinen Sohn sein? Wenn Aufopferung die Prüfung der Vernunft nicht besteht, dann scheint es mir, dass wir unsere Glaubenssysteme auf Gott projiziert haben.

Es gibt zumindest eine religiöse Tradition, der zufolge Jesus wegen seiner Reinheit am Kreuz nicht gelitten hat. Vergebung entspricht Sündenlosigkeit. Die Sündenlosigkeit hat kein Bedürfnis nach Schmerz. Weil ich mich eingehend mit Schmerz befasst habe, glaube ich, dass diese Sichtweise durchaus Sinn macht.

Wenn wir Schmerz leiden, dann verleugnen wir Gott, weil wir unmöglich sowohl den Schmerz als auch Gott haben können. Wenn du wählen müsstest, würdest du dich dann nicht auch für Gott entscheiden?

Lass jede Verwirrung im Hinblick auf Gott und auch deine Angst los. Gott, der die höchste Liebe ist, kann nur für dein Ego angsteinflößend sein.

Gott mit dem Wahnsinn der Welt zu verwechseln heißt zu glauben, dass Gott wahnsinnig ist. Die Welt ist unsere Schöpfung – der wahrhaftige Schatten unseres Egos.

In *Ein Kurs in Wundern* heißt es:

> „Wenn Gott wirklich ist, dann gibt es keinen Schmerz. Wenn der Schmerz wirklich ist, dann gibt es keinen Gott. Denn die Rache ist kein Teil der Liebe. Und die Angst, die die Liebe verleugnet und den Schmerz als Beweis verwendet, dass Gott tot ist, hat gezeigt, dass der Tod Sieger über das Leben ist. Der Körper [nicht der reine Geist] ist Gottes Sohn, im Tod verweslich und so sterblich wie der Vater, den er erschlagen hat."

Doch Gott ist wirklich, und der Rest ist eine Illusion des Schmerzes. Deshalb kann Schmerz geheilt werden. Er ist Illusion, und er hält Wahrheit, Ordnung und Einheit nicht stand. Gott verleugnen zu wollen ist echter Wahnsinn, und genau dieser Wahnsinn ruft unseren Schmerz hervor. Der Schmerz ist unser verborgenes Verlangen danach, einen anderen Menschen zu kreuzigen. Das ist Wahnsinn. Weder sind sie schuldig, noch bist du es, außer in der Entscheidung, die du selbst triffst. Weder verdienst du die grausame Bestrafung, die der Geist für solche Verbrechen vorsieht, noch tun sie es. Dein Glaube an deine „geheimen Sünden", wie der *Kurs* sie nennt, ist reine Illusion und sollte auch als solche behandelt werden. Das hat mir auch meine fast vierzigjährige Erfahrung auf dem Gebiet der Heilung immer wieder bewiesen.

Nur dein Geist verurteilt dich zum Schmerz. Nur die Illusionen, in die du investiert hast, können einen solchen Preis fordern. Nichts außer deinen eigenen Gedanken kann dich verletzen oder dir Schmerz zufügen. Gottes Glaube an dich ist groß genug, um zu wissen, dass du früher oder später zu ihm zurückfinden wirst, aber nicht durch den Tod, der Schlaf ist und dich in dem Zustand festhält, in dem du eingeschlafen bist. Du findest Gott, indem du erwachst. Schau in dein Herz. Finde deinen liebenden Vater. Er wartet auf dich. Nicht die Welt macht dich krank oder traurig. Nichts außerhalb deiner selbst verletzt dich oder bewirkt, dass du leidest oder dass du Kraft und Vitalität verlierst. Diese Entscheidungen trifft der Geist, und alles andere ist die Wirkkraft der Illusionen unseres Geistes. Entscheide dich gemeinsam mit deinem liebenden Vater für die Wahrheit und für dich selbst. Er liebt dich. Lass zu, dass du geliebt wirst.

Lektion 99

Die Alternative zum Schmerz

Schmerz resultiert daraus, wie wir unsere Identität sehen. Wir betrachten uns als Körper, und aus den falschen Gründen glauben wir, Bestrafung verdient zu haben. Es gibt keinen stichhaltigen Grund, warum wir uns selbst bestrafen müssten, es sei denn, um das vermeintliche Verbrechen zu verstärken. Schuld ist ein wunderbarer Verstärker, denn er lenkt große Aufmerksamkeit auf den Fehler und dunklen Glanz auf uns selbst. Es gibt eine Alternative zum Schmerz. Sie hat mit unserer ureigenen und damit wahren Identität zu tun, die über die Zeit hinausreicht. Es ist unsere Identität als Kind Gottes. Wenn wir unsere Macht erkennen könnten, dann könnten wir uns niemals als schwach und verletzlich wahrnehmen. Wir besäßen die Kraft und die Macht des Universums. Wir würden spüren, dass Gott in unserem Herzen ist, und würden die Welt mit dieser Liebe segnen. In dem Maße, in dem wir uns von unseren Ketten befreien könnten, würden wir auch unsere Brüder und Schwestern befreien.

Wenn wir Gottes Kind sind, dann lautet unser Nachname Gott. Menschen, die zu immer höheren Bewusstseinszuständen erwacht sind, erfahren ihr Einssein mit Gott in immer höherem Maße. Im höchsten Zustand des Erwachens gibt es keine Dualität und kein Bewusstsein mehr, sondern nur noch Bewusstheit. An diesem Punkt im Zustand des Einsseins sprechen erleuchtete Menschen von sich selbst als Gott, weil alle Trennung aufgehoben ist.

Gott muss wollen, dass wir aus unserem Schmerz heraustreten, denn dies ist ein Wunsch, den jeder liebende Vater hätte. Und wie jeder liebende Vater, so will auch Gott, dass wir Freude an unserem Erbe und dem Vermächtnis haben, das er als unser Vater für uns vorgesehen hat. Der größte Wunsch unseres höchsten Vaters, der im Einssein auf uns wartet, ist, dass wir unser Erbe und Vermächtnis erkennen, bis wir schließlich umfassend begreifen, wer wir in Wirklichkeit sind.

Wir sind Gottes eigenes, heiliges Kind, das alle Süße und Leichtigkeit verdient hat. *Ein Kurs in Wundern* drückt es so aus:

„Ich bin der heilige Sohn Gottes selbst.
Ich kann nicht leiden und kann nicht in Schmerz sein,
kann nicht Verlust erleiden und kann nicht darin versagen,
alles zu tun, worum die Erlösung bittet."

Du kannst nicht darin versagen, das zu tun, was dich retten würde, wenn du diese Worte vollkommen verstündest. Würdest du diese Worte als Wahrheit erkennen, dann würde sich alles in deiner Welt verändern. Es würde ein Wunder der Transformation nicht nur für dein Leben bewirken, sondern auch für die Welt selbst. Jeder, der erkennt, dass er das Kind Gottes ist, sieht den Trugschluss des Todes, und von einer so hohen Warte betrachtet schmilzt auch alles Leid, das aus dieser Überzeugung hervorgegangen ist.

Du bist das heilige Kind Gottes. Alles Glück, alle Leichtigkeit und alle Fülle sollen dir gehören.

Konzentriere dich heute nur auf eine Sache. Du bist Gottes kostbares Kind. Lass zu, dass du geliebt wirst. Lass die Gnade ein, die dein Leben transformieren würde. Du bist Gottes wunderbares Kind, und es ist sein Wunsch, dass du aufhörst, der verlorene Sohn zu sein, sondern nach Hause zurückkehrst, um dein Fest zu feiern und dein Erbe anzutreten.

Lektion 100

Schmerz ist ein falscher Zeuge

Schmerz ist ein falscher Zeuge für den, der wir zu sein glauben, und für das, was wir getan zu haben glauben. Wir können nur dann Schmerz empfinden, wenn wir über uns selbst Glaubenssätze haben, die uns als falsch, böse, schuldig und sündig verurteilt haben. Die Fehler, die wir im Leben gemacht haben, sind dunkle Lektionen, die wieder verlernt werden können. Das Leben ist ein Traum, dessen einziger Zweck darin besteht, die Lektionen zu lernen, die es uns ermöglichen, aus dem Traum zu erwachen. Schuld hält uns im Fehler und im Schmerz eingeschlossen. Welche Bedeutung haben Fehler in einem Traum? Trotzdem stürzt sich das Ego darauf und glaubt, dass wir ihretwegen Bestrafung und unablässige Folter verdient haben. Das macht unser Ego stark, aber *wir* zahlen einen hohen Preis, und es verstärkt die Wirklichkeit, die unseren Egogeist widerspiegelt.

Wenn wir morgens erwachen, sind wir von unseren Träumen befreit. Wenn wir aus dem Traum der Welt erwachen, werden wir auf ähnliche Weise befreit sein. Wir werden im Traum sein, aber nicht von ihm, in der Welt, aber nicht von ihr. Unsere nächtlichen Träume sind ein Ausdruck der Wunscherfüllung. Unser Wachtraum – Leben genannt – ist ebenfalls Ausdruck unserer vielen in Widerspruch zueinander stehenden Wünsche. Die Schuld, die von diesen falschen und fehlgeleiteten Wünschen herrührt, ist nur eine Methode, mit deren Hilfe wir ungelernte Lektionen mit Selbstangriff zubetonieren. Wenn wir uns für diese Fehler in einem Videospiel selbst verprügeln müssten, dann würden nur die Masochisten spielen. Das Leben ist ein voll ausgewachsenes Videospiel, das wir spielen, um zu lernen, wie wir über das Videospiel hinaus zum Leben selbst gelangen können.

Wir leben dieses Leben, um zu einem immer besseren Weg zu erwachen, bis *das Erwachen* stattfindet. Zu diesem Zweck können wir zunächst jeden Glaubenssatz in die Hände Gottes oder unseres höheren Bewusstseins legen, der uns glauben macht, dass wir leiden können und Leiden verdient haben. Wir haben uns selbst für ein Verbrechen verdammt, das nicht wirklich ist, weil es ein Verbrechen in einem Traum ist, in dem wir etwas über Liebe lernen wollten. Wir wollen den Fehler, den wir gemacht haben, daher wieder verlernen, damit er durch Schönheit und Licht ersetzt wird. Wenn wir Fehler auf diese Weise berichtigen, dann werden wir für die Menschen in unserer Umgebung zu einem Träger des Wandels und der Unschuld.

Die immerwährenden Philosophien und die alten Religionen des Buddhismus und Hinduismus betrachten das Leben als Traum. Sogar die Bibel stellt fest, dass Adam in einen tiefen Schlaf fiel, aber nirgendwo steht, dass er wieder erwachte. Um erwachen zu können, müssen wir zuerst erkennen, dass wir schlafen und dass unsere Erfahrung eine Traumerfahrung ist. Im Traum müssen wir unseren Willen aufwecken, der unser reiner Geist ist. Der Traum dauert so lange, bis wir erwachen, und eine Reihe immer größerer Lektionen soll uns zur Freude und zu einer vollkommeneren Welt erwachen lassen, während wir auf der Reise zurück zum Hier und Jetzt, der Nabe solcher Erfahrungen, sind. Also versucht das Ego, das Hier und Jetzt im Schmerz zu verlieren, der aus der Vergangenheit kommt, und in der Angst, die von dem Versuch herrührt, in der Zukunft zu leben.

Weil wir mit unserer eigenen Schuld nicht umgehen können, projizieren wir das, was wir im Traum getan zu haben glauben, auf andere Menschen in unserer Umgebung und glauben, dass sie schuldig sind und Strafe verdient haben. Das schließt uns jedoch nur noch fester in den Traum ein. Unschuld ist ein Weg, der zum Erwachen führt, und wenn wir sie in uns selbst entdecken können, dann entdecken wir Unschuld in Form von Erfolg, Fülle, Gesundheit und Liebe auch außerhalb von uns selbst. Anderenfalls werfen wir mit Schuld um uns wie mit einer heißen Kartoffel und versuchen, sie einem anderen Menschen zuzuwerfen, bevor wir uns selbst die Finger daran verbrennen. Das führt schließlich dazu, dass wir sie in uns vergraben, aber einen anderen Menschen dafür angreifen.

Ein Kurs in Wundern spricht vom *geheimen Traum*, der darin besteht, dass sich im Herausfallen aus dem Einssein der Wunsch nach Trennung verbirgt. Unter jedem „Trauma“, das wir im Leben erfahren haben, verbergen sich der geheime Traum und der Wunsch danach, getrennt zu sein. Sobald wir erkennen, dass wir unser Geburtsrecht gegen eine Form unechter Unabhängigkeit eingetauscht haben, können wir beginnen, diesen Wunsch umzukehren, weil er nur Schmerz nach sich zieht.

In diesem Traum und in den verborgenen Winkeln des Unbewussten glauben wir, dass wir das angegriffen haben, was unangreifbar ist. In unserem Wunsch, getrennt zu sein, glauben wir, dass Gott uns verlassen hat und dass die höchste Liebe nicht mehr existiert. Doch weder Gott noch die höchste

Liebe noch die höchste Unschuld könnten uns jemals verlassen. Wir könnten unsere geheimen Vorstellungen von Gott aufgeben. Wir könnten um die Wahrheit bitten. Wir können darum bitten, die Wahrheit zu erkennen – dass es für Gott, der die höchste Liebe ist, unmöglich wäre, uns zu verdammen. Lass uns nicht länger ein falsches Zeugnis wider Gott ablegen, weil nichts zu ändern vermag, was Gott ist. Es kann lediglich verhindern, dass wir seine Gnade empfangen. Wir haben uns im Hinblick auf uns selbst, auf andere Menschen und auf Gott selbst betrogen. Wir könnten den illusorischen Traum aufgeben, den wir selbst erschaffen haben, denn die Wirklichkeit, zu der wir dann erwachen würden, ist in weit höherem Maße von Freude erfüllt, von Wahrheit geordnet und von Schönheit berührt.

Zusammenfassung

Auch wenn Mystiker, Quantenphysiker oder die, die sich mit der transpersonalen Ebene befassen, die Welt als einen Traum, Illusion oder *maya* erkennen, scheint sie für die Menschen, die in ihr leiden, nur allzu wirklich zu sein. Dann brauchen wir Hilfe, und wenn wir krank sind oder Schmerzen haben, dann ist alles, was uns zu helfen scheint, ein Gottesgeschenk. Das vorliegende Buch soll ein solcher Trost sein, der aber nicht nur als Balsam dienen, sondern dir einen ständigen Zufluchtsort bieten soll. Obwohl es nach einfachen Prinzipien aufgebaut ist, können die darin enthaltenen Lektionen immer wieder praktiziert werden, während wir unser Verstehen vertiefen und unser Denken in eine Richtung lenken, die Heilung fördert und frei von Schmerz ist.

Nachdem du das Buch zu Ende gelesen hast, kannst du eine Zahl zwischen 1 und 100 wählen oder es einfach an irgendeiner Stelle aufschlagen, um die Hauptlektion für das Bedürfnis zu finden, das du gerade hast.

Ich wünsche dir Frieden und großes Glück. Mögest du immer und auf jede nur erdenkliche Weise gesund und glücklich sein.

Chuck Spezzano
Februar 2009
Kahalu'u, Hawaii

Weitere Bücher aus dem Verlag Via Nova:

Heilung des Körpers durch den Geist

Krankheit als körperlicher Ausdruck psychischer Störungen

Chuck Spezzano / Janie E. Patrick

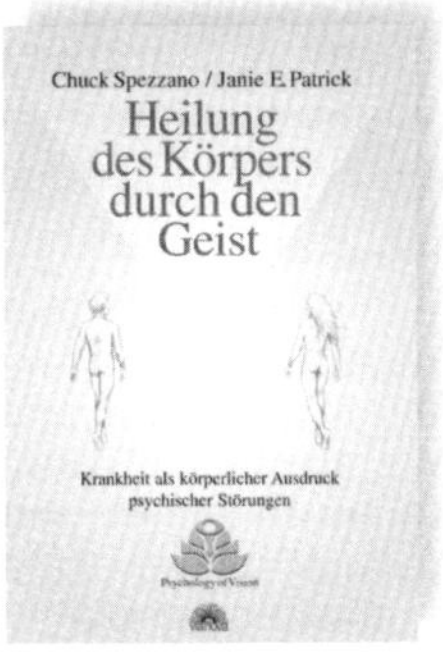

Hardcover, 192 Seiten, 3 farbige Poster, ISBN 978-3-936486-01-8

3. Auflage

Das Buch geht von der engen Verbindung und Wechselwirkung Körper – Geist/Seele aus und versteht den Körper als Spiegel der Seele. Wir projizieren unsere inneren Konflikte auf ihn und in ihn und verkörpern sie auf diese Art und Weise. Der Körper antwortet mit Symptomen, die wir als bildhaften Ausdruck und Sinn-Bild dessen verstehen können, was wir als Konflikte in unserem Innern vor uns selbst verleugnen, verbergen und verdrängen. Diesen Ansatz greifen die Autoren auf. Sie nehmen die körperlichen Symptome als Signale unseres Inneren, entschlüsseln und lesen sie. Sie nutzen dazu mehrere Ausgangspunkte wie die Funktion des betroffenen Körperteils oder Organs, seine Bezeichnung, Sprichwörter und Redewendungen usw. und fragen: Was will uns der Körper mit diesem Symptom, mit der Störung gerade an diesem Teil oder Organ sagen? Ist in diesem Punkt Klarheit gewonnen, so ist der Zeitpunkt gekommen, das seelische Problem zu lösen und wieder gesund zu werden.

Wo Engel gehen auf leisen Sohlen

Wie Sie Beziehungen erfolgreich und harmonisch gestalten können

Chuck Spezzano

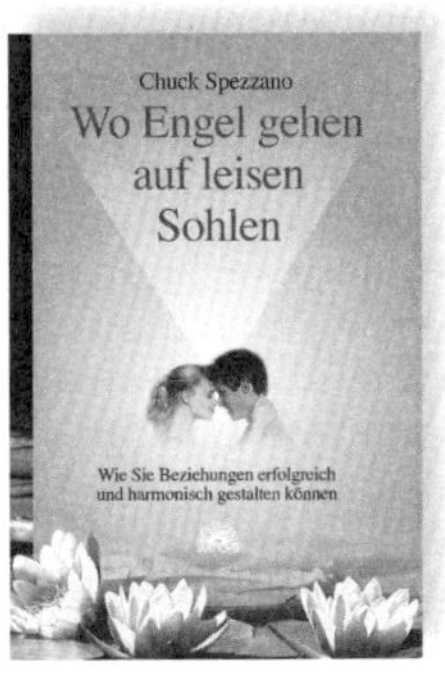

Hardcover, 304 Seiten, ISBN 978-3-86616-056-9

„Narren stürmen blind voran, wo Engel gehen auf leisen Sohlen." Unter diesen von dem britischen Schriftsteller Alexander Pope geprägten Satz stellt Chuck Spezzano sein neues Buch. Wieder einmal geht es um menschliche Beziehungen, und wieder einmal ist es dem weltbekannten Lehrer und Experten in der Kunst von Beziehungen hervorragend gelungen, seine neuesten Erkenntnisse auf unterhaltsame, spannende und zugleich unnachahmlich humorvolle Weise zu Papier zu bringen. In 101 abgeschlossenen Kapiteln zeigt er anhand zahlreicher „wahrer Begebenheiten" aus seinem eigenen Leben und praktischer Beispiele aus den unzähligen Seminaren, die er seit vielen Jahren auf der ganzen Welt leitet, in welche Beziehungsfallen Menschen tappen und wie sie sich schnell und erfolgreich daraus lösen können, um ihre Beziehungen zu einem wahren „Kunstwerk" zu gestalten. Der „neue Spezzano" zeigt einmal mehr richtungweisende psychologische und spirituelle Wege auf, die uns zu glücklichen Beziehungen und damit auch zu einem glücklicheren Leben führen können.

Die tieferen Dimensionen des Erfolgs

Erfolgs-Serie Band 2

Chuck Spezzano

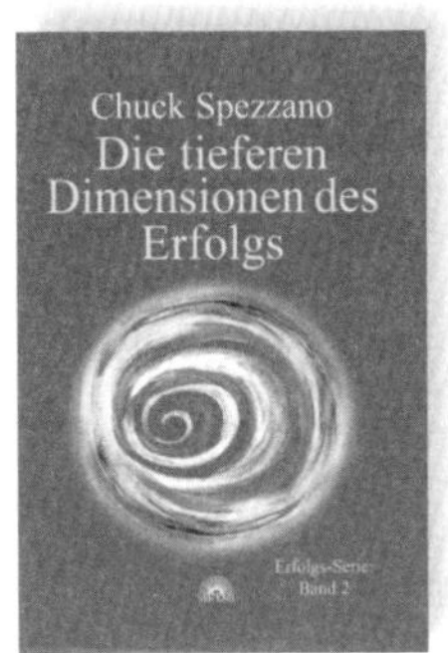

Hardcover, 280 Seiten, ISBN 978-3-86616-034-7

„Die tieferen Dimensionen des Erfolgs" ist der zweite Band und ein wichtiger Bestandteil der Reihe „Erfolg kommt von innen". Das Buch zeigt auf, dass die Erfahrung von Erfolg nicht nur ein äußeres Phänomen ist, sondern vielmehr im Herzen und im Bewusstsein stattfindet. Es untersucht noch eingehender und tiefgreifender, auf welche Weise das Herz und das Bewusstsein sich miteinander verbinden, um Erfolg herbeizuführen. Es enthält weitergehende Erfolgsprinzipien und offenbart weitere Fallen und mögliche Wege zu deren Lösung. Es zeigt den Weg auf, der mit Hilfe innerer Erfolgsprinzipien voranführt, und taucht zu diesem Zweck auch in die unterbewussten und unbewussten Bereiche des Bewusstseins ein, um das aufzulösen, was uns an der Zuversicht hindert, ein immer höheres Maß an Erfolg in allen Bereichen unseres Lebens haben zu können. Es enthält neue Geschichten, Beispiele, Prinzipien und Methoden.

Liebe & Partnerschaft – DVD

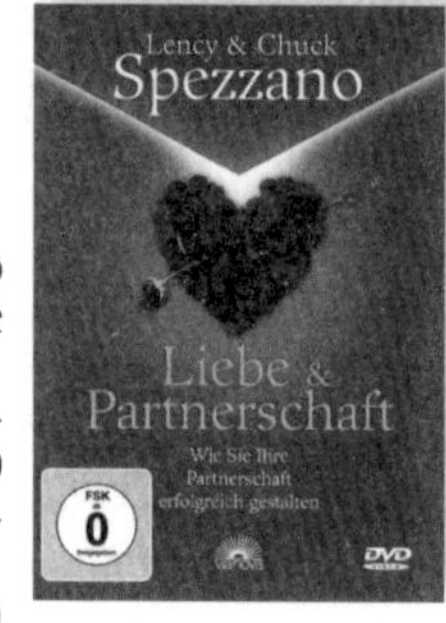

Wie Sie Ihre Partnerschaft erfolgreich gestalten
Chuck und Lency Spezzano

Laufzeit 108 Min., ISBN 978-3-86616-109-2

Die weltberühmten Beziehungsexperten Chuck und Lency Spezzano sowie Jeff Allen stellen praktische und effektive Lösungen für alle Ihre Beziehungsprobleme vor.
Mit über 100 Minuten fesselnder persönlicher Erzählungen, einfachen Erklärungen und innovativen Lösungen erforscht diese DVD auf unterhaltsame Weise die Höhen und Tiefen von Liebe und Partnerschaft einschließlich folgender Themen:
Sich verlieben, wenn die Liebe vorbei zu sein scheint, die Bedeutung von Sexualität, gebrochene Herzen heilen, Affären überwinden, Streit beenden, der Beziehung neues Leben geben.

Gib den Weg frei für die Liebe

Ein Leitfaden zum Öffnen des Herzens
Lency Spezzano

3. Auflage

Taschenbuch, 240 Seiten, ISBN 978-3-86616-129-0

Dass wir alle eine unauslöschliche Sehnsucht nach der Einheit der Liebe haben, beschreibt Lency Spezzano in spannenden und innerlich berührenden Erlebnissen, die aus ihrer eigenen lebendigen Lebenserfahrung und ihren an Wunder grenzenden Heilerfolgen ihrer Therapie-und Beratertätigkeit entstanden sind. Die Not der Menschen wird unmittelbar im Herzen erfahren und durch verstehende Liebe geheilt. In der tiefgreifenden Seelenanalyse des menschlichen Wesens durchbricht sie die Masken und Rollen, die sich der Mensch als vermeintlichen Selbstschutz angelegt hat. In der Lebensgeschichte, im Schicksal des Du, des Partners, des Gegenüber, des Patienten, des Hilfesuchenden beschreibt die Verfasserin das Spiegelbild einer jeden menschlichen Seele und öffnet die Türen zum eigenen spirituellen Entwicklungsprozess, gibt Weggeleit und Ausrichtung.

Das Wir-Gefühl leben

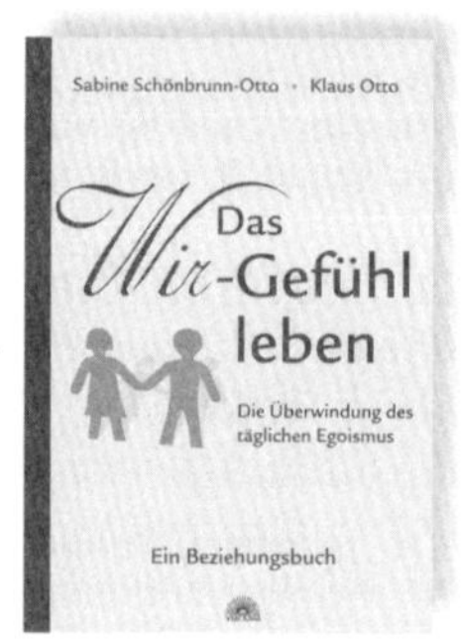

Die Überwindung des täglichen Egoismus
Ein Beziehungsbuch
Sabine Schönbrunn-Otto – Klaus Otto

Paperback, 188 Seiten, ISBN 978-3-86616-077-4

In unserer Epoche entfaltet sich offenbar ein neues Bewusstsein über die Zusammenhänge des Lebens und des Seins. Das vorliegende Buch regt den Leser an, sich selbst zu erforschen, seine Möglichkeiten, Freiheiten und Abhängigkeiten zu erkennen und sich aus seiner Ich- bzw. Du-Bezogenheit weiterzuentwickeln zu einem Wir-Bewusstsein der Partnerschaft, des Gemeinsinns, der mitmenschlichen Vernetzung. Die Autoren fordern die Leser auf, für ihr Leben selbst die Verantwortung zu übernehmen, nicht andere für Defizite und Verletzungen verantwortlich zu machen, sich vielmehr ihrer Intuition zu öffnen und ihr bei der Lösung ihrer Lebensaufgaben zu vertrauen. Aus ihrer Erfahrung als Therapeuten beschreiben und erklären sie Fallbeispiele – wie Kommunikations- und Beziehungskonflikte, Eltern-Kind-Probleme, Zwänge und innere Verletzungen im Privat- und Berufsleben – und zeigen Verhaltensweisen, Methoden und Übungen auf, wie man solche Probleme lösen und in den verschiedenen zwischenmenschlichen Beziehungen authentisch und glücklich leben kann.

Sich ändern – statt ärgern

Vom Umgang mit turbulenten Gefühlen

Kurt A. Richter

Paperback, 288 Seiten, ISBN 978-3-86616-124-5

Machen Sie sich fit im Umgang mit arroganten, nörglerischen, vorwurfsvollen, eifersüchtigen, rechthaberischen, neidischen und zynischen Zeitgenossen. Erkennen Sie die inneren Ursachen negativer Gefühlszustände, die Ihr Selbstbewusstsein und Ihre besten Qualitäten unterdrücken. Entdecken Sie anhand von 22 inspirierenden Gesprächen, ähnlich der Dialog-Methode von Sokrates, völlig neue Möglichkeiten, mit verbalen Tiefschlägen und turbulenten Gefühlszuständen wie Ärger, Schuldgefühlen, Streit, Sorgen, Prüfungsängsten und Schlafstörungen umzugehen. „Update your brain" heißt: Aktualisieren Sie Ihr Denken und bringen Sie Ihre soziale Kreativität auf den neuesten Stand. „Update your brain" heißt: *Update für deinen Geist ... dein Gemüt ... dein Wohlbefinden ... deine Leistungsfähigkeit ... deine Lebendigkeit ... dein Glückserleben ... deine Liebe ... deine Lebensfreude ... deine Kreativität ... deine Inspiration ... deine Leidenschaft ... deine Energie ... deinen Humor.*

Trennung oder Neuanfang?

Bewältigung von Partnerschaftskrisen aus psychologischer und juristischer Sicht

Matt Galan Abend / Celia Elsdörfer

Hardcover, 144 Seiten, ISBN 978-3-86616-141-2

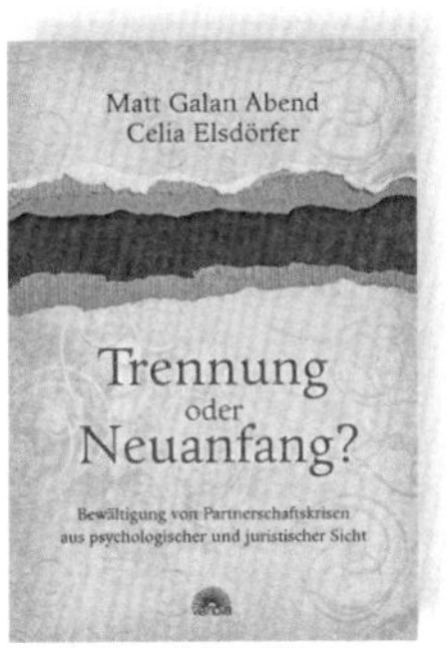

Die beiden Autoren Matt Galan Abend (Psychologe) und Celia Elsdörfer (Rechtsanwältin) behandeln die psychologische und die juristische Seite einer Problematik, in die heutzutage immer mehr Menschen verstrickt sind. Dieses Buch zeigt genau auf, auf welchem Boden sich solche Problematiken entwickeln, welche Fehler gemacht werden, wie solche Fehler zu vermeiden sind, was dabei unsere Lernaufgabe ist. Menschen, die in problematischen Partnerschaften leben, die vielleicht schon vor der Frage des Aufgebens stehen, erhalten hier fundierte Antworten, die aus täglicher Praxis und eigener Lebenserfahrung entstanden sind und nicht nur irgendwelchen Theorien folgen.

Freundschaft – ein Geschenk des Lebens

Max Lang

Paperback, 240 Seiten, ISBN 978-3-86616-143-6

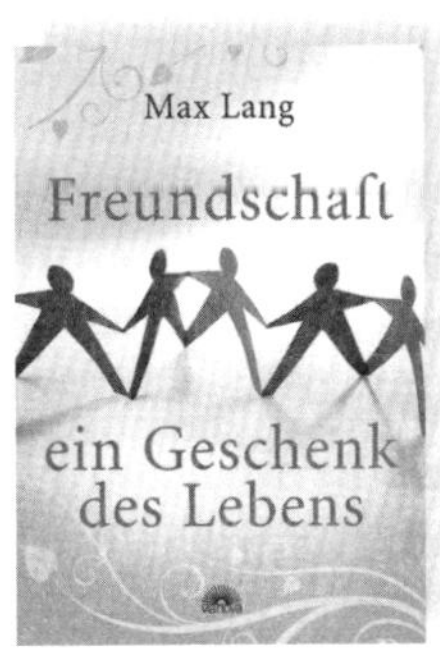

Was wäre unser Leben ohne gute Freunde! Wie könnte es ohne sie gelingen! Die Freundschaften sind es, die dem eigenen Dasein Fülle und Tiefe verleihen. Im Geben und im Nehmen erschließen sie menschliches Werden und Vollenden. In zahlreichen Geschichten, im Blick auf die Jahrhunderte und auf die Kulturen der Welt und die Weisheit der Philosophen erschließt er die spirituelle Dimension der Freundschaft. Als besonders hilfreich erweisen sich hierbei Impulse aus der Welt des Buddhismus. Ein eigenes Kapitel ist der Freundschaft mit alten Menschen gewidmet.

Lebenskrisen meistern

Handbuch für Selbstmanagement in schwierigen Zeiten

Erika Helene Etminan

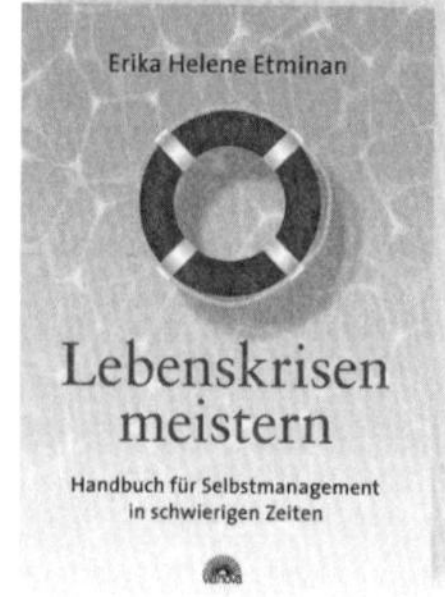

Paperback, 320 Seiten, ISBN 978-3-86616-145-0

Dieses Buch ist eine wichtige Unterstützung für Menschen, die eine schwere Lebenskrise durchleben oder die einen anderen Menschen durch eine solche Krise begleiten. Es hilft zu verstehen, was eigentlich in Krisenzeiten geschieht. Dies gilt für Krisen im privaten wie im beruflichen Leben, aber auch in Unternehmen und Organisationen. Alle wichtigen Aspekte der Krisenentstehung und Krisenbewältigung mit vielen praktischen Hinweisen und Erfahrungsberichten sind in diesem Buch übersichtlich dargestellt und verständlich erläutert. Ausführlich wird die spirituelle Dimension des Krisengeschehens erläutert und zugänglich gemacht.

Die Vision vom göttlichen Menschen

Eine spirituelle Weg-Begleitung in das neue Jahrtausend

Barbara Schenkbier

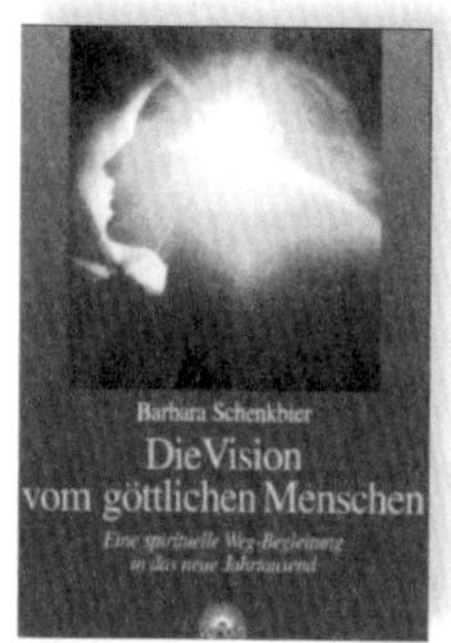

Paperback, 424 Seiten, 21 ganzseitige Bilder, ISBN 978-3-928632-68-3
Prachtband: Geb., 424 Seiten, Einband Kunstleder mit Goldaufdruck, 21 ganzseitige Bilder, Zweifarbendruck, ISBN 978-3-928632-18-8

Das Buch ist ein umfassendes Standardwerk, das den Durchbruch einer neuen Evolutionsstufe im Bewusstsein des Menschen vorbereiten hilft. Aufbauend auf wissenschaftlichen Erkenntnissen und der mystischen Tradition aller Religionen führt es zu einem tieferen Wissen über das menschliche Bewusstsein, um dann den Weg zum göttlichen Menschen zu beleuchten. Alle wichtigen Schritte werden beschrieben, wesentliche Übungen aus einer neuen Sicht heraus dargestellt und die Transformationsstufe zu einem neuen Bewusstsein geschildert. Beim Lesen und Anwenden der beschriebenen Wahrheiten eröffnet sich dem Leser eine neue Sicht auf den Sinn des Lebens. Alle, die den geistigen Weg beschreiten, werden ihn besser verstehen, ihn bewusster, mutiger und konsequenter weitergehen. Das Buch ist aus der eigenen spirituellen Erfahrung der Autorin heraus geschrieben und eröffnet den Blick in eine Zukunft, die die evolutionäre Schöpferkraft selbst schaffen wird.

Tore zum transpersonalen Bewusstsein

In der Welt sein, aber nicht von der Welt sein

Gela Weigelt

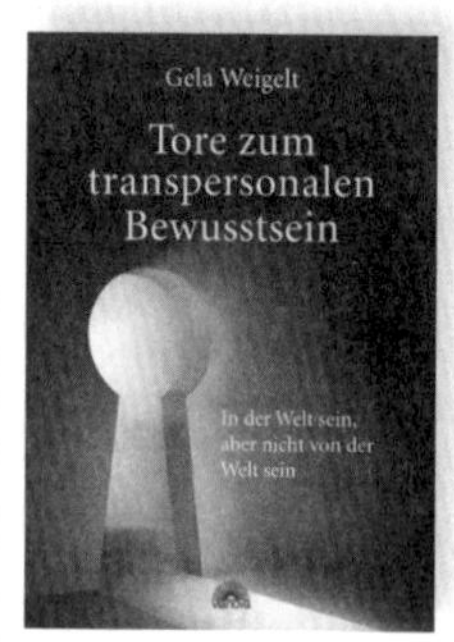

Paperback, 192 Seiten, ISBN 978-3-86616-148-1

Dieses Buch stellt alte Weisheitslehren und neuere wissenschaftliche Erkenntnisse der Quantenphilosophie und Neurowissenschaft vor, die sich mit den großen Problemfragen der Menschheit beschäftigen: Wer oder was ist der Mensch, diese Person (lat. persona = Maske des Schauspielers), die an sich selbst und an anderen Personen leidet, die alle ihre Lebensrollen spielen? Wie kann es gelingen, hinter der Maske die wahre Identität zu erkennen? Wie können wir unsere Ego-Masken transzendieren und das Absolute, das Göttliche, jenseits der Person hindurchtönen lassen und dieses erkennen? Die Autorin Prof. Dr. Weigelt ist im Sinne Buddhas überzeugt: kein Ego – kein Leid.